Veganská kuchařka 2023

Výživná strava pro každý den

Alena Nováková

Obsah

kari pečený květák 11

Fazole Garbanzo na kari 13

Kari z hnědé čočky 15

Salát z kapusty a rajčat s pestem 17

Vařená polévka z bílých fazolí 18

Veganský zábal z tofu 20

Veganská miska na burrito s chipotle 22

Jednoduché veganské chilli z černých fazolí 25

Dušená červená čočka a indická rajčata 27

Levantinský salát z cizrny a hrášku 29

Polévka z mrkve a kardamomu 31

Květák a rýže Basmati Pilaf 33

Veganský recept na dojem z Coleslaw 35

Avokádové krémové těstoviny 37

Veganský salát Quorn 39

Veganské makarony a sýr 40

Mexická andělská nudlová polévka 42

veganská pizza 44

Jahodový a citrusový salát s kapustou 46

Tofu restujeme 48

Orestovaný špenát 50

Dušená řeřicha	52
Kapustová praženice	54
Smažený bok choy	56
Smažený Choy Sum	58
Smažená brokolice	59
Veganská plněná krustová pizza	61
Veganská omáčka Alfredo	63
Sendvič s avokádovým salátem	65
Veganské Fajitas	67
Salát z hlávkového salátu a máslových rajčat	69
Kudrnatý salát a mandle	71
Římský salát a kešu salát	73
Ledový salát Berg a arašídový salát	75
Frisée a vlašský salát	77
Salát z hlávkového salátu a vlašských ořechů s máslem	79
Římský salát, cherry rajčata a mandlový salát	81
Salát Bibb Salát z vlašských ořechů a rajčat	83
Rajčatový a mandlový salát s bostonským salátem	85
Salát z okurky a mandlí	87
Salát z cherry rajčátek a makadamových ořechů	89
Máslový salát Cherry Rajčata Kešu salát	91
Salát s římským salátem, cherry rajčaty a makadamovými ořechy	93
Salát Ledový Salát Jablka A Vlašské Ořechy	95

Salát s rajčaty a mandlovým salátem 97

Salát z kadeřavých třešní a makadamových ořechů 99

Římský salát, hrozny a ořechový salát 101

Máslový salát, cherry rajčata a thajský bazalkový salát 102

Salátové lístky máty a kešu salát 105

Rajčatový salát a arašídový salát 106

Salát z máslových hláv Salát z pomerančů a mandlí 107

Jednoduchý salát z rajčat a mandlí s hlávkovým salátem 108

Římský salát Salát Rajčata a lískové ořechy 109

Salát Frisee Salát Cibule A Estragon 110

Rajčatový salát s mandlemi a estragonem 111

Salát z kadeřavých rajčat a lískových ořechů 112

Frisee a cuketový salát 113

Salát s římským salátem a lískovými oříšky 114

Rajčatovo-mandlový salát s ledovým salátem 115

Frisée a Feta salát 116

Grilovaný chřest zelený pepř a squash 119

Jednoduchá grilovaná cuketa a červená cibule 121

Jednoduchá grilovaná kukuřice a Portobello 122

Grilovaný marinovaný lilek a cuketa 123

Grilovaná paprika a brokolice 124

Pečený květák a růžičková kapusta 125

Grilovaná kukuřice a žampiony Crimini 126

Grilovaný lilek, cuketa a kukuřice 128

Grilovaná cuketa a ananas 130
Portobello a grilovaný chřest 132
Jednoduchý recept na grilovanou zeleninu................................. 134
Grilovaný japonský lilek a houby shiitake................................... 136
Grilovaný japonský lilek a brokolice.. 137
Pečený květák a růžičková kapusta... 138
Japonský recept na grilovaný květák s balzamikovou polevou .. 139
Jednoduchý recept na grilovanou zeleninu................................. 140
Grilovaný lilek a zelené papriky 141
Grilovaný chřest Portobello a zelené fazolky s jablečným vinaigrettem 142
Grilované fazole a houby Portobello... 144
Růžičková kapusta a zelené fazolky 145
Cuketa a cibule v rančovém dresinku... 146
Grilované zelené fazolky a ananas v balsamicovém vinaigrette . 147
Brokolice a grilovaný lilek 149
Brokolice a grilovaná zelená paprika 151
Grilované cukety a mrkev 152
Grilované žampiony Portobello s jablečným vinaigrettem........... 153
Pečená mrkev s růžičkovou kapustou... 154
Recept na grilovaný pastinák a cuketu 155
Grilovaný tuřín s orientální vinaigrettou..................................... 156
Grilovaná mrkev, tuřín a Portobello s balzamikovou polevou 157
Grilovaná cuketa a mango... 158

Grilovaná baby kukuřice a zelené fazolky 159

Grilovaná artyčoková srdce a růžičková kapusta 160

Pečená paprika a brokolice z růžičkové kapusty s medovou polevou 161

Recept na grilované různé papriky s růžičky brokolice 162

Grilovaný lilek, cuketa s různými paprikami 164

Grilované portobello a červená cibule 166

Grilovaná kukuřice a červená cibule 167

Grilovaný květák a chřest 168

Grilovaná cuketa Portobello lilek a chřest 169

Recept na pečenou zelenou papriku, brokolici a chřest 171

Grilované žampiony Portobello a cuketa 172

Grilovaný chřest, ananas a zelené fazolky 173

Grilované zelené fazolky a lilek 174

Grilovaný chřest a brokolice 176

Pečený květák a růžičková kapusta 177

Grilovaná brokolice a růžičky brokolice 178

Grilovaná cuketa červená cibule růžičky brokolice a chřest 179

Grilované zelené fazolky, chřest, růžičky brokolice a ananas 182

Grilované fazole Edamame 183

Grilovaná okra, cuketa a červená cibule 184

Grilovaný pastinák a cuketa 185

Grilovaný pastinák a okra 186

Brokolice grilovaný pastinák Okra a chřest 188

Grilovaný tuřín a paprika 189

Grilovaný květák a brokolice 190

Grilovaný tuřín a ananas 191

Grilovaný pastinák a cuketa 192

Grilovaná tuřín červená cibule a pastinák 193

Grilovaná mrkev, pastinák a brokolice 195

Grilovaný růžičky brokolice a chřestu 196

Grilovaný květák a baby kukuřice 197

Grilovaná artyčoková srdce a růžičky brokolice 198

Baby mrkev a grilovaný lilek 199

Grilovaná baby mrkev a cuketa 200

Grilovaná kukuřice, baby kukuřice a chřest 201

Baby grilovaná mrkev a artyčoková srdce 202

Zelené fazolky s ananasem a grilovanými artyčokovými srdíčky
.... 203

Brokolice a grilovaná baby mrkev 205

Jednoduché růžičky grilované kukuřice a květáku 207

Baby mrkev a grilovaná paprika 208

Mini grilovaná kukuřice, artyčoková srdíčka a lilek 209

Baby grilovaná mrkev a červená cibule 210

Grilovaná brokolice, chřest a žampiony portobello 211

Grilovaná artyčoková srdce 212

Grilovaná baby mrkev a houby 213

Grilovaná artyčoková srdce a chřest 214

Grilovaná cuketa 215
Grilovaný lilek s balzamikovou polevou 216
Grilovaný římský salát a rajčata 217

kari pečený květák

INGREDIENCE

1 květák zbavený listů a stonků a nakrájený na růžičky o velikosti sousta

1/2 velké žluté cibule, nakrájené na tenké proužky

2 lžíce extra panenského olivového oleje

1/2 šálku mraženého hrášku

Kořenící přísady

1/2 lžičky červeného kari

1/4 lžičky drcené červené papriky (volitelné)

Mořská sůl a pepř podle chuti

Předehřejte troubu na 400ºF.

Vložte růžičky do misky a opláchněte pod studenou vodou.

Vypusťte vodu.

Zapékací mísu vyložte hliníkovou fólií.

Na plech rozložte květák a červenou cibuli.

Nalijte olivový olej a posypte kořenícími přísadami.

Výše uvedené ingredience důkladně promíchejte.

Pečte 45 minut, jednou promíchejte.

Rozmrazte 1/2 šálku hrášku, zatímco se květák vaří.

Květákovou směs vyjměte z trouby po 45 minutách a přidejte hrášek.

Vše promícháme a potřeme olejem a kořením.

Fazole Garbanzo na kari

INGREDIENCE

2 lžíce extra panenského olivového oleje

1 střední červená cibule, nakrájená na kostičky

4 stroužky česneku, nasekané

2 plechovky (15 oz) cizrny, okapané

1 plechovka 20 oz rajčatové omáčky

1 šálek vody

1 lžíce červeného kari

1/2 svazku čerstvého koriandru, opláchnutého a zbaveného stonků a nahrubo nasekaných

Cibuli a česnek orestujte na pánvi s olivovým olejem na středním plameni, dokud nezměknou (trvá to asi 4 minuty).

Fazole sceďte a přidejte do pánve.

Přidejte rajčatovou omáčku, vodu a kari.

Míchejte, vše je dobře promícháno.

Necháme na středním plameni provařit.

Přidejte do hrnce koriandr.

Promícháme a dusíme, dokud omáčka nezíská hustou konzistenci.

Kari z hnědé čočky

INGREDIENCE

1 lžíce extra panenského olivového oleje

3 stroužky česneku, nasekané

1 střední červená cibule, nakrájená na kostičky

3 střední mrkve (1/2 lb)

1 šálek nevařené hnědé čočky

2 lžíce horkého kari

15 oz konzervovaná rajčatová omáčka*

Mořská sůl

1/2 svazku čerstvého koriandru (volitelně)

Čočku rozložíme na zapékací misku.

V hrnci přiveďte k varu 3 hrnky vody.

Přidejte čočku.

Vařte a snižte teplotu.

Přikryjte a vařte 20 minut nebo dokud čočka nezměkne.

Čočku sceďte.

Smažte cibuli, česnek a mrkev na pánvi s olivovým olejem na středním plameni, dokud cibule nezprůsvitní.

Přidejte kari a restujte další minutu.

Přidejte čočku do pánve s rajčatovou omáčkou.

Promíchejte a vařte asi 5 minut.

V případě potřeby dochuťte ještě solí.

Ozdobte koriandrem a podávejte s rýží, chlebem naan, pita chlebem nebo křupavým chlebem.

Salát z kapusty a rajčat s pestem

INGREDIENCE

6 šálků kapusty, jemně nasekané

15 oz plechovka bílých fazolí, opláchnutá a okapaná

1 šálek vařeného quorn*, nakrájeného

1 šálek hroznových rajčat, rozpůlených

1/2 šálku pesta

1 velký citron nakrájený na měsíčky

V míse smíchejte všechny ingredience kromě pesta a citronu

Přidejte pesto a míchejte, dokud nebude obalená.

Ozdobte citronem

Vařená polévka z bílých fazolí

INGREDIENCE

2 lžíce extra panenského olivového oleje

6 stroužků česneku, nasekaných

1 střední červená cibule, nakrájená na kostičky

1/2 lb mrkve, tence nakrájené na kolečka

4 řapíkatý celer (1/2 svazku) nakrájené na plátky

1 lb suchých bílých fazolí, vypeckovaných, propláchnutých a okapaných

1 celý bobkový list

1 lžička sušeného rozmarýnu

1/2 lžičky sušeného tymiánu

1/2 lžičky španělské papriky

Čerstvě drcený pepř (15-20 kliků z mlýnku na pepř)

1 1/2 lžičky soli nebo více podle chuti

Do pomalého hrnce dejte olivový olej, česnek, cibuli, celer a mrkev.

Do pomalého hrnce přidejte fazole, bobkový list, rozmarýn, tymián, papriku a čerstvě mletý pepř.

Přidejte 6 šálků vody do pomalého hrnce a promíchejte přísady.

Přikryjte a vařte 8 hodin na nízkou teplotu nebo na vysokou teplotu 4 1/2 hodiny.

Po uvaření polévku zamíchejte a rozmačkejte fazole.

V případě potřeby dochuťte mořskou solí.

Veganský zábal z tofu

Ingredience

½ červeného zelí, nakrájené

4 vrchovaté polévkové lžíce bezmléčného jogurtu

3 lžíce mátové omáčky

3 x 200g balíčky tofu, každý nakrájený na 15 kostek

2 lžíce kari pasty tandoori

2 lžíce olivového oleje

2 červené cibule, nakrájené na plátky

2 velké stroužky česneku, nakrájené na plátky

8 čapátí

2 limetky, nakrájené na měsíčky

Smíchejte zelí, bezmléčný jogurt a mátovou omáčku v misce.

Dochuťte solí a pepřem a dejte stranou.

Smíchejte tofu, tandoori pastu a 1 lžíci oleje.

Na pánvi rozehřejeme olej a po dávkách opečeme tofu do zlatova.

Vyjměte tofu z pánve.

Přidejte zbytek oleje, orestujte cibuli a česnek a vařte 9 minut.

Vraťte tofu na pánev

Další prodej.

Sestavit

Chapattis prohřejte podle návodu na obalu.

Každý navrch dejte zelí, tofu a šťávu z limetky.

Veganská miska na burrito s chipotle

Ingredience

125 g rýže basmati

1 lžíce extra panenského olivového oleje

3 stroužky česneku, nasekané

400 g konzervovaných černých fazolí, scezených a propláchnutých

1 lžíce jablečného octa

1 lžička medu

1 lžíce chipotle pasty

100 g nakrájené kapusty

1 avokádo rozpůlené a nakrájené na plátky

1 středně nakrájené rajče

1 malá žlutá cibule, nakrájená

K podávání (volitelné)

pálivá omáčka chipotle

listy koriandru

vápenné klíny

Rýži uvařte podle návodu na obalu a udržujte teplou.

Na pánvi rozehřejeme olej, přidáme česnek a mícháme dozlatova.

Přidejte fazole, ocet, med a chipotle.

Dochutíme mořskou solí

Vařte 2 min.

Kapustu vařte jednu minutu. a vypusťte přebytečnou vlhkost.

Rovnoměrně rozdělte rýži. koule.

Navrch dejte fazole, kapustu, avokádo, rajčata a cibuli.

Pokapeme horkou omáčkou, koriandrem a měsíčky limetky.

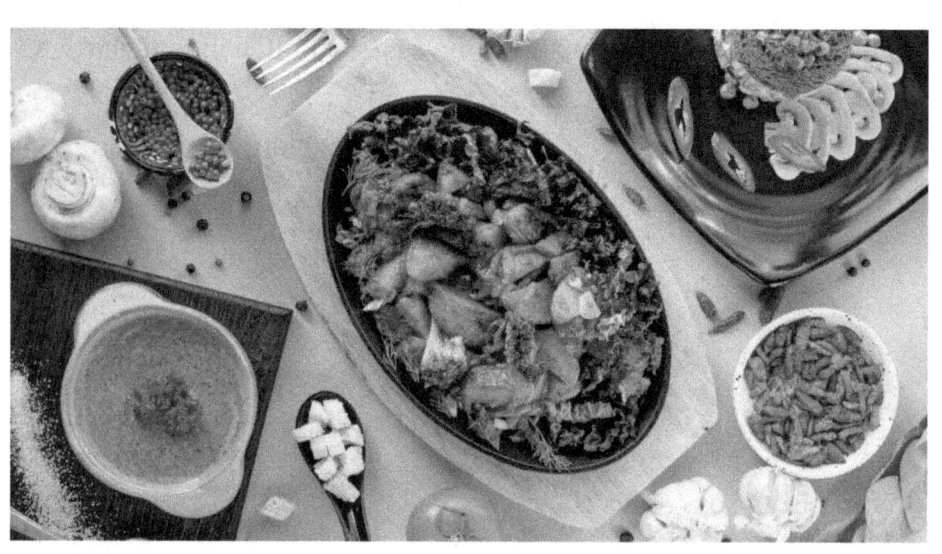

Jednoduché veganské chilli z černých fazolí

Ingredience

2 lžíce extra panenského olivového oleje

6 stroužků česneku, nasekaných nadrobno

2 velké červené cibule, nakrájené

3 lžíce sladké papriky nebo sladkého chilli

3 lžíce mletého kmínu

Mořská sůl, podle chuti

3 lžíce jablečného octa

2 lžíce medu

2 plechovky (14 oz) nakrájených rajčat

2 plechovky (14 uncí) černých fazolí, opláchnuté a okapané

Na náplň: nadrobený veganský sýr, nakrájená jarní cibulka, nakrájené ředkvičky, kousky avokáda, sladká a zakysaná smetana

Zahřejte olivový olej a orestujte česnek a cibuli do měkka.

Přidejte chilli papričku a kmín, vařte 3 minuty,

Přidejte ocet, med, rajčata a mořskou sůl.

Vařte dalších 10 min.

Přidejte fazole a vařte dalších 10 minut.

Podáváme s rýží a posypeme přísadami na zálivku.

Dušená červená čočka a indická rajčata

Ingredience

200 g propláchnuté červené čočky

2 lžíce olivového oleje, pokud jste vegan

1 malá červená cibule, nakrájená nadrobno

4 stroužky česneku, jemně nasekané

Špetka kurkumy

½ lžičky garam masala

koriandr, k podávání

1 malé rajče, nakrájené

Čočku uvaříme v 1 litru vody se špetkou soli. Vařte 25 minut, sejměte bublinky.

Přikryjte a vařte 40 minut, více do zhoustnutí.

Na pánvi na středním plameni rozehřejte olej.

Orestujte cibuli a česnek, dokud cibule nezměkne.

Přidejte kurkumu a garam masalu a vařte další minutu.

Čočku dejte do mísy a na ni nasypte polovinu cibulové směsi.

Ozdobte koriandrem a rajčaty.

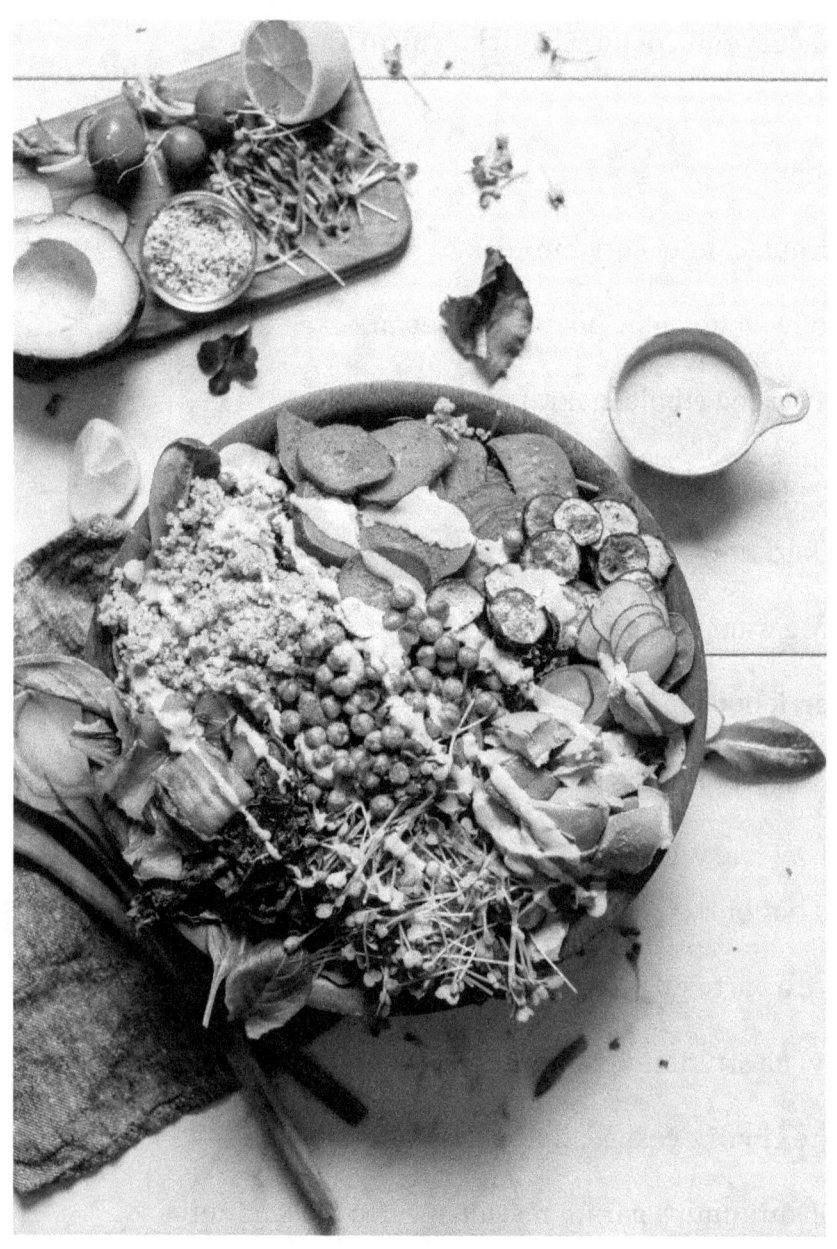

Levantinský salát z cizrny a hrášku

Ingredience

½ šálku extra panenského olivového oleje

1 lžíce garam masala

2 plechovky (14 uncí) cizrny, okapané a propláchnuté

½ libry sáčku směsí obilovin připravených k přímé spotřebě

½ libry mraženého hrášku

2 citrony, oloupané a vymačkané

1 velký svazek petrželky, listy nahrubo nasekané

1 velké lístky máty, nahrubo nasekané

Půl kila ředkviček, nahrubo nasekaných

1 okurka, nakrájená

semena granátového jablka, k podávání

Předehřejte troubu na 392 stupňů F.

Přidejte ¼ šálku oleje s garam masalou a přidejte trochu soli.

Smíchejte ji s cizrnou ve velkém pekáči a vařte 15 minut. nebo do křupava.

Přidejte smíchaná zrna, hrášek a citronovou kůru.

Promícháme a vložíme zpět do trouby asi na 10 minut.

Promíchejte s bylinkami, ředkvičkami, okurkou, zbylým olejem a citronovou šťávou.

Dochuťte ještě solí a ozdobte semínky granátového jablka.

Polévka z mrkve a kardamomu

Ingredience

1 velká červená cibule, nakrájená nadrobno

4 velké stroužky česneku, rozdrcené

1 velká mrkev, jemně nakrájená

kousek zázvoru o velikosti palce, oloupaný a jemně nasekaný

2 lžíce olivového oleje

Špetka kurkumy

Semena z 10 lusků kardamomu

1 lžička kmínu, semínek nebo mletého

¼ libry červené čočky

1 ¾ šálku světlého kokosového mléka

kůra a šťáva z 1 citronu

špetka chilli vloček

hrst petrželky, nasekané

Na pánvi rozehřejte olej a orestujte cibuli, česnek, mrkev a zázvor, dokud nezměknou.

Přidejte kurkumu, kardamom a kmín.

Vařte ještě několik minut, dokud koření nezvoní.

Přidejte čočku, kokosové mléko, 1 hrnek vody.

Vařte a vařte 15 minut, dokud čočka nezměkne.

Rozmixujte tyčovým mixérem, polévku rozmixujte do zhoustnutí.

Ozdobte citronovou kůrou a šťávou.

Dochuťte solí, chilli a bylinkami.

Rozdělíme do misek a posypeme citronovou kůrou.

Květák a rýže Basmati Pilaf

Ingredience

1 lžíce olivového oleje

2 velké červené cibule, nakrájené na plátky

1 lžíce kari pasty dle vlastního výběru

½ libry basmati rýže

¾ libry růžičky květáku

1 libra cizrny, opláchnutá a okapaná

2 šálky zeleninového vývaru

1/8 šálku pražených strouhaných mandlí

hrst nasekaného koriandru

Na pánvi rozehřejte olej a cibuli na středním plameni opékejte 5 minut, dokud nezačne hnědnout.

Přidejte kari pastu a vařte 1 min.

Přidejte rýži, květák a cizrnu.

Vše promíchejte, aby se obalil.

Přidejte vývar a dobře promíchejte.

Přikryjte a vařte 12 ½ minuty, nebo dokud rýže a květák nezměknou a všechna tekutina se zredukuje.

Přidejte mandle a koriandr.

Veganský recept na dojem z Coleslaw

INGREDIENCE

¼ velkého zelí (375 gramů / 13 oz), nakrájeného nožem nebo mandolínou

1 velká mrkev, oloupaná a nakrájená na julienne

½ středně bílé cibule, nakrájené na tenké plátky

Suroviny na dresing

3 lžíce aquafaby (tekutiny na vaření cizrny)

½ šálku řepkového oleje

1 lžíce jablečného octa

2 lžíce citronové šťávy

2 lžíce medu

½ lžičky mořské soli nebo více podle chuti

Zeleninu smícháme dohromady v misce.

Do mixéru přidejte aquafabu a pomalu přilévejte kapku oleje.

Přidejte zbytek ingrediencí na vinaigrette a promíchejte.

Nalijte tento vinaigrette na zeleninu a promíchejte.

Ochutnáme a dosolíme.

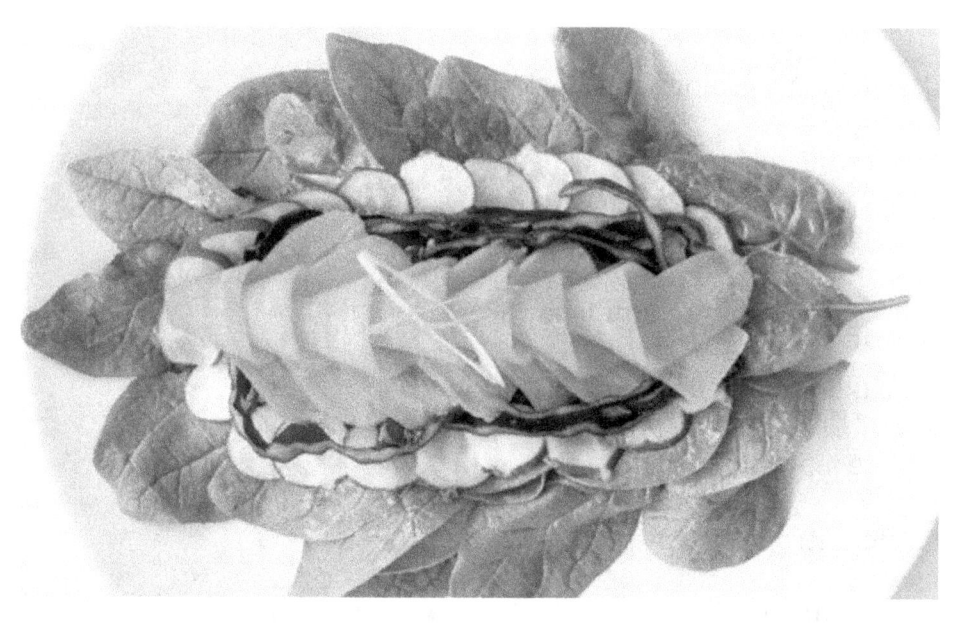

Avokádové krémové těstoviny

Ingredience

2 avokáda, vypeckovaná a nakrájená na kostičky

3 stroužky česneku, nasekané

Šťáva z 1/2 citronu

1/4 šálku neslazeného mandlového mléka

1/4 šálku vody

Mořská sůl, podle chuti

Vločky červené papriky, podle chuti

4 cherry rajčata, rozpůlená na ozdobu (volitelně)

2 šálky vařených těstovin

Smíchejte avokádo, česnek a citronovou šťávu v mixéru.

Do směsi pomalu přidávejte mandlové mléko a vodu.

Přidejte mořskou sůl a vločky červené papriky.

Smíchejte s uvařenými těstovinami.

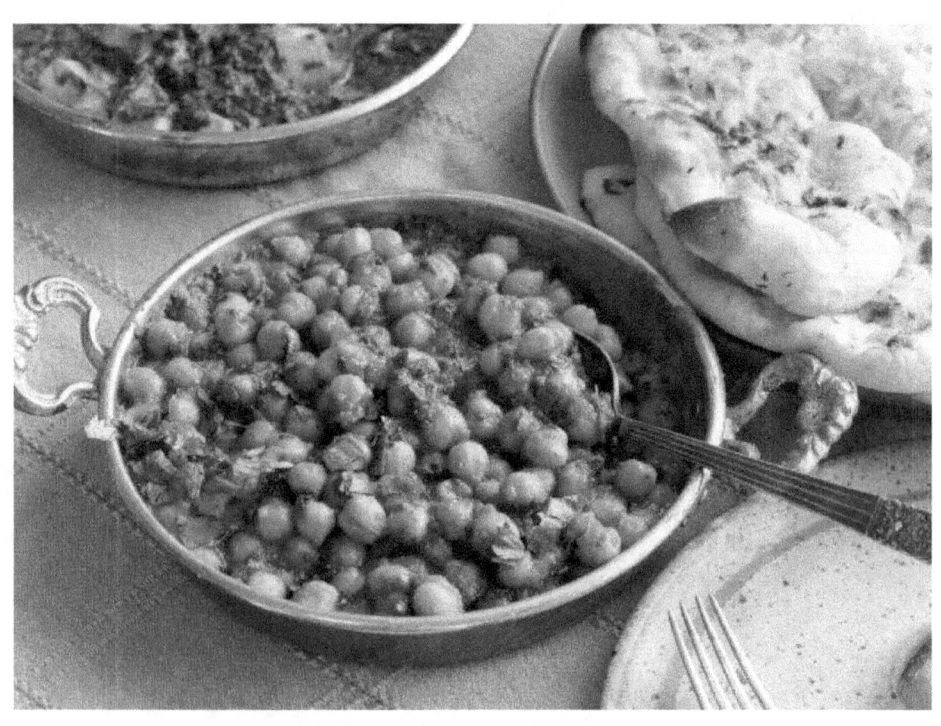

Veganský salát Quorn

16 oz. quorn, vařený

2 polévkové lžíce. čerstvou citronovou šťávu

1 stonek celeru, nakrájený na kostičky

1/3 šálku mleté zelené cibule

1 hrnek veganské majonézy

1 C. anglická hořčice

Mořská sůl a pepř, podle chuti

Důkladně promíchejte citronovou šťávu, celer a cibuli.

Do této směsi přidejte veganskou majonézu a hořčici.

Dochuťte mořskou solí a pepřem.

Vychladíme a podáváme.

Veganské makarony a sýr

Ingredience

3 1/2 šálků loketních makaronů

1/2 šálku veganského margarínu

1/2 šálku mouky

3 1/2 šálku vroucí vody

1-2 polévkové lžíce. mořská sůl

2 polévkové lžíce. sójová omáčka

1 1/2 lžičky. česnekový prášek

Špetka kurkumy

1/4 šálku olivového oleje

1 šálek výživných vloček droždí

Španělská paprika podle chuti

Předehřejte troubu na 350 °F.

Loketní makarony uvaříme podle návodu na obalu.

Sceďte nudle.

Na pánvi zahřejte veganský margarín na mírném ohni, dokud se nerozpustí.

Přidáme a zašleháme mouku.

Pokračujte ve šlehání a zvyšujte na středním plameni, dokud nebude hladké a bublinkové.

Přidejte a prošlehejte vroucí vodu, sůl, sójovou omáčku, česnekový prášek a kurkumu.

Pokračujte ve šlehání, dokud se nerozpustí.

Jakmile zhoustne a probublá, vmíchejte olej a vločky droždí.

3/4 omáčky smícháme s nudlemi a dáme do zapékací mísy.

Zalijeme zbytkem omáčky a dochutíme paprikou.

Pečte 15 minut.

Grilujte do křupava několik minut.

Mexická andělská nudlová polévka

5 velkých rajčat, nakrájených na velké kostky

1 střední červená cibule, nakrájená na velké kostky

3 stroužky česneku

2 polévkové lžíce. olivový olej

16 oz. těstoviny z andělských vlasů, nakrájené na 1 palcové kousky

32 uncí zeleninového vývaru

1/2 lžičky mořská sůl

1/2 polévkové lžíce. Černý pepř

2 polévkové lžíce. Oregano

2 polévkové lžíce. kmín

Chilli vločky, nakrájené serrano papričky nebo nakrájené jalapeños podle chuti (volitelné)

Koriandr, sójová zakysaná smetana a nakrájené avokádo, na ozdobu (volitelně)

Rajčata, červenou cibuli, česnek a olej propasírujeme.

Přeneste do a a vařte na středním ohni.

Přidejte nudle, vývar, sůl, pepř, oregano a kmín.

Přidejte chilli vločky, Serrano papričky.

Vařte 13 ½ minuty a vařte, dokud nudle nezměknou.

Ozdobte koriandrem, sójovou zakysanou smetanou nebo avokádem.

veganská pizza

Ingredience

1 kus veganského naan (indický chléb)

2 polévkové lžíce. rajčatová omáčka

1/4 šálku strouhané veganské mozzarelly (značka Daiya)

1/4 šálku nakrájených čerstvých žampionů

3 tenké plátky rajčat

2 Veganské masové kuličky Quorn, rozmražené (pokud jsou zmrazené) a nakrájené na malé kousky

1 C. Veganský parmazán

Špetka sušené bazalky

Špetka sušeného oregana

½ lžičky. mořská sůl

Předehřejte troubu na 350ºF.

Umístěte naan na plech.

Navrch rovnoměrně rozetřeme omáčku a posypeme polovinou kousků veganské mozzarelly.

Přidejte houby, plátky rajčat a kousky veganské karbanátky.

Vrstva se zbytkem veganské mozzarelly.

Lehce dochutíme veganským parmazánem, bazalkou a oreganem.

Pečte 25 minut.

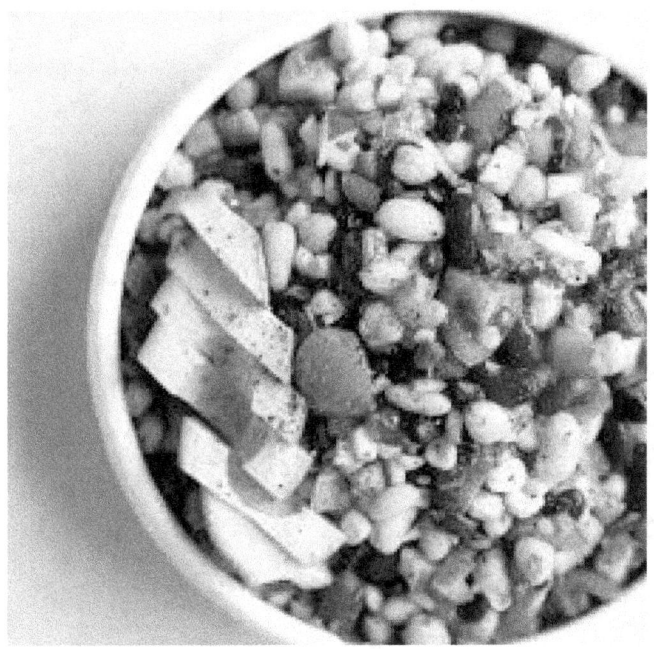

Jahodový a citrusový salát s kapustou

Ingredience

1 svazek kapusty, odstopkované a natrhané na kousky velikosti sousta

1 lb jahod, nakrájených na plátky

1/4 šálku nakrájených mandlí

Suroviny na dresing

Šťáva z 1 citronu

3 polévkové lžíce. extra panenský olivový olej

1 polévková lžíce. můj drahý

1/8 lžičky mořská sůl

1/8 lžičky bílý pepř

3-4 polévkové lžíce. pomerančový džus

V misce smíchejte kapustu, jahody a mandle.

Smícháme všechny ingredience na zálivku a nalijeme na salát.

Vyrobí 3-4 porce

Tofu restujeme

1 balíček tuhého tofu, okapaného a rozdrceného

Šťáva z 1/2 citronu

1/2 lžičky sůl

1/2 lžičky Kurkuma

1 polévková lžíce. extra panenský olivový olej

1/4 šálku nakrájené zelené papriky

1/4 šálku nakrájené červené cibule

3 stroužky česneku, nasekané

1 polévková lžíce. nasekanou plocholistou petrželku

1 polévková lžíce. kousky veganské slaniny (volitelné)

Pepř, podle chuti (volitelné)

V míse dobře promícháme nadrobené tofu, citronovou šťávu, sůl a kurkumu.

Na středním plameni rozehřejte olej a přidejte papriku, cibuli a česnek.

Smažte 2 1/2 minuty, nebo dokud nezměknou.

Přidejte směs tofu a vařte 15 minut.

Ozdobte petrželkou, kousky sójové slaniny a pepřem.

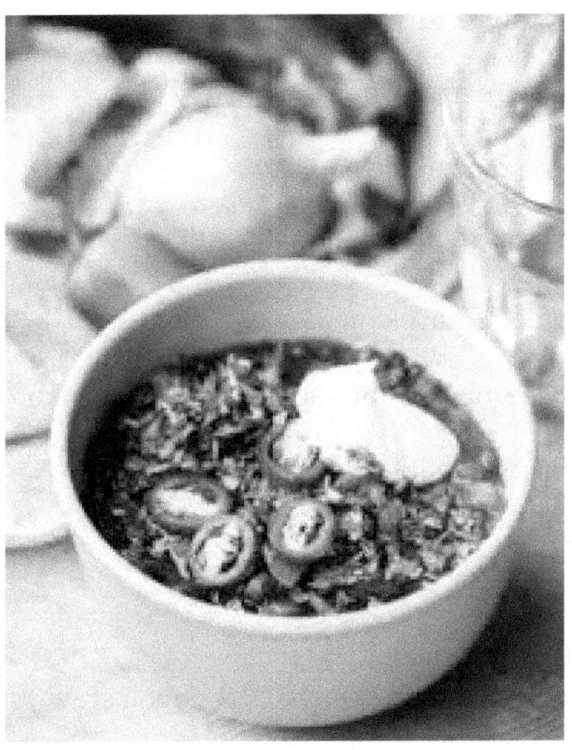

Orestovaný špenát

1 balení pevného špenátu, propláchnutého a okapaného

Šťáva z 1/2 citronu

1/2 lžičky sůl

1/2 lžičky Kurkuma

1 polévková lžíce. extra panenský olivový olej

1/4 šálku nakrájené zelené papriky

1/4 šálku nakrájené červené cibule

3 stroužky česneku, nasekané

1 polévková lžíce. nasekanou plocholistou petrželku

1 polévková lžíce. kousky veganské slaniny (volitelné)

Pepř, podle chuti (volitelné)

V míse dobře promíchejte špenát, citronovou šťávu, sůl a kurkumu.

Na středním plameni rozehřejte olej a přidejte papriku, cibuli a česnek.

Smažte 2 1/2 minuty, nebo dokud nezměknou.

Přidejte směs tofu a vařte 15 minut.

Ozdobte petrželkou, kousky sójové slaniny a pepřem.

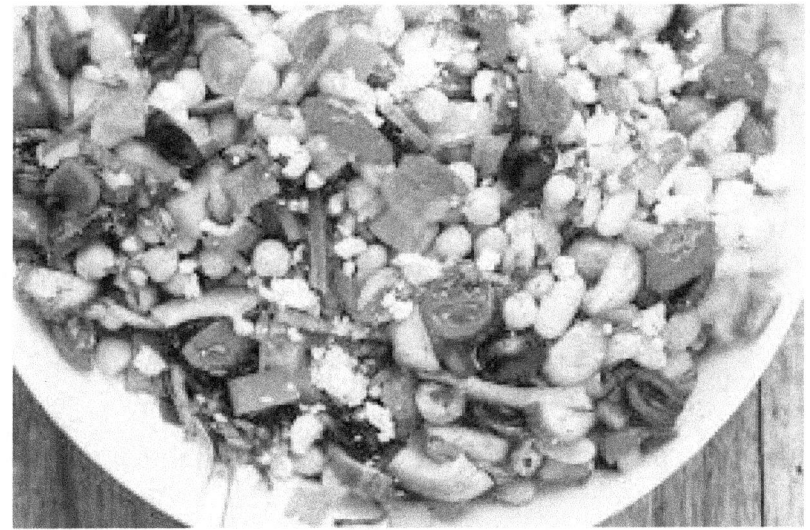

Dušená řeřicha

1 balení tvrdé řeřichy, opláchnuté a okapané

Šťáva z 1/2 citronu

1/2 lžičky sůl

1/2 lžičky Kurkuma

1 polévková lžíce. extra panenský olivový olej

1/4 šálku nakrájené zelené papriky

1/4 šálku nakrájené červené cibule

3 stroužky česneku, nasekané

1 polévková lžíce. nasekanou plocholistou petrželku

1 polévková lžíce. kousky veganské slaniny (volitelné)

Pepř, podle chuti (volitelné)

V misce dobře promíchejte řeřichu, citronovou šťávu, sůl a kurkumu.

Na středním plameni rozehřejte olej a přidejte papriku, cibuli a česnek.

Smažte 2 1/2 minuty, nebo dokud nezměknou.

Přidejte směs tofu a vařte 15 minut.

Ozdobte petrželkou, kousky sójové slaniny a pepřem.

Kapustová praženice

1 balení pevného kapusty, opláchnuté a okapané

Šťáva z 1/2 citronu

1/2 lžičky sůl

1/2 lžičky Kurkuma

1 polévková lžíce. extra panenský olivový olej

1/4 šálku nakrájené zelené papriky

1/4 šálku nakrájené červené cibule

3 stroužky česneku, nasekané

1 polévková lžíce. nasekanou plocholistou petrželku

1 polévková lžíce. kousky veganské slaniny (volitelné)

Pepř, podle chuti (volitelné)

V misce dobře promíchejte kapustu, citronovou šťávu, sůl a kurkumu.

Na středním plameni rozehřejte olej a přidejte papriku, cibuli a česnek.

Smažte 2 1/2 minuty, nebo dokud nezměknou.

Přidejte směs tofu a vařte 15 minut.

Ozdobte petrželkou, kousky sójové slaniny a pepřem.

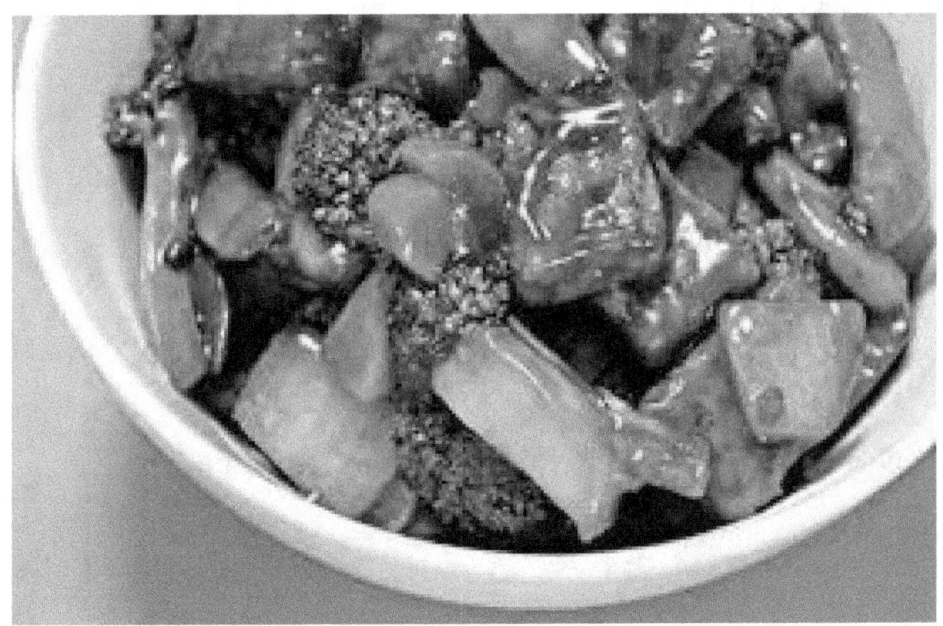

Smažený bok choy

1 bok choy, opláchnutý a okapaný

1/2 lžičky sůl

1/2 lžičky Kurkuma

1 polévková lžíce. extra panenský olivový olej

1/4 šálku nakrájené zelené papriky

1/4 šálku nakrájené červené cibule

3 stroužky česneku, nasekané

1 polévková lžíce. nasekanou plocholistou petrželku

1 polévková lžíce. kousky veganské slaniny (volitelné)

Pepř, podle chuti (volitelné)

V misce smíchejte bok choy a dobře okořeňte.

Na středním plameni rozehřejte olej a přidejte papriku, cibuli a česnek.

Smažte 2 1/2 minuty, nebo dokud nezměknou.

Přidejte směs tofu a vařte 15 minut.

Ozdobte petrželkou, sójovou slaninou a pepřem.

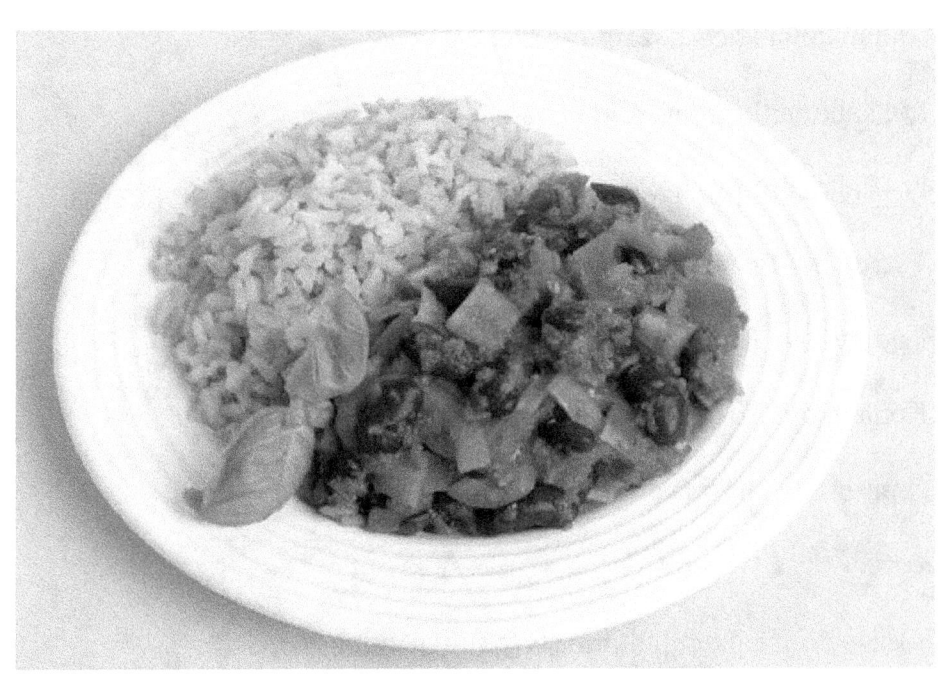

Smažený Choy Sum

1 svazek choy sum, opláchnutý a okapaný

1/2 lžičky mořské soli

1 polévková lžíce. sezamový olej

1/4 šálku nakrájené zelené papriky

1/4 šálku nakrájené červené cibule

3 stroužky česneku, nasekané

1 polévková lžíce. nasekanou plocholistou petrželku

1 polévková lžíce. kousky veganské slaniny (volitelné)

Pepř, podle chuti (volitelné)

V míse dobře promícháme choy sum a sůl.

Na středním plameni rozehřejte olej a přidejte papriku, cibuli a česnek.

Smažte 2 1/2 minuty, nebo dokud nezměknou.

Přidejte směs tofu a vařte 15 minut.

Ozdobte petrželkou, sójovou slaninou a pepřem.

Smažená brokolice

20 kousků brokolice, propláchnuté, propláchnuté a okapané

Šťáva z 1/2 citronu

1/2 lžičky sůl

1/2 lžičky Kurkuma

1 polévková lžíce. extra panenský olivový olej

1/4 šálku nakrájené zelené papriky

1/4 šálku nakrájené červené cibule

3 stroužky česneku, nasekané

1 polévková lžíce. nasekanou plocholistou petrželku

1 polévková lžíce. kousky veganské slaniny (volitelné)

Pepř, podle chuti (volitelné)

V misce dobře promíchejte brokolici, citronovou šťávu, sůl a kurkumu.

Na středním plameni rozehřejte olej a přidejte papriku, cibuli a česnek.

Smažte 2 1/2 minuty, nebo dokud nezměknou.

Přidejte směs tofu a vařte 15 minut.

Ozdobte petrželkou, kousky sójové slaniny a pepřem.

Veganská plněná krustová pizza

Ingredience

1 krabice těsta na pizzu (nebo si vyrobte vlastní)

1 blok veganské mozzarelly bez mléčných výrobků, nakrájený na proužky

1/3 šálku veganské omáčky na pizzu

1 střední rajče, nakrájené na tenké plátky

3 lístky čerstvé bazalky, nahrubo nasekané a namočené v olivovém oleji

1 polévková lžíce. extra panenský olivový olej

Předehřejte si troubu na 450°.

Těsto na pizzu rozválíme na požadovanou tloušťku a dáme na lehce olejem vymazaný a moukou vysypaný plech.

Položte veganskou mozzarellu kolem okrajů pizzy a okraje těsta přetáhněte přes každý proužek a přitlačte, abyste vytvořili sýrovou kapsu.

Zbytek mozzarelly bez mléka nastrouháme.

Těsto potřeme omáčkou na pizzu a posypeme strouhaným veganským sýrem.

Ozdobte nakrájenými rajčaty a lístky bazalky.

Pečte 20 minut, nebo dokud není kůrka zlatavě hnědá.

Veganská omáčka Alfredo

1/4 šálku veganského margarínu

3 stroužky česneku, nasekané

2 šálky uvařených bílých fazolí, propláchnutých a scezených

1 1/2 šálku neslazeného mandlového mléka

Mořská sůl a pepř, podle chuti

Petržel (volitelné)

Na mírném ohni rozpusťte veganský margarín.

Přidejte česnek a vařte 2 ½ minuty.

Přendejte do kuchyňského robotu, přidejte fazole a 1 hrnek mandlového mléka.

Rozmixujte do hladka.

Omáčku nalijte do hrnce na mírném ohni a dochuťte solí a pepřem.

Přidejte petržel.

Vařte do tepla.

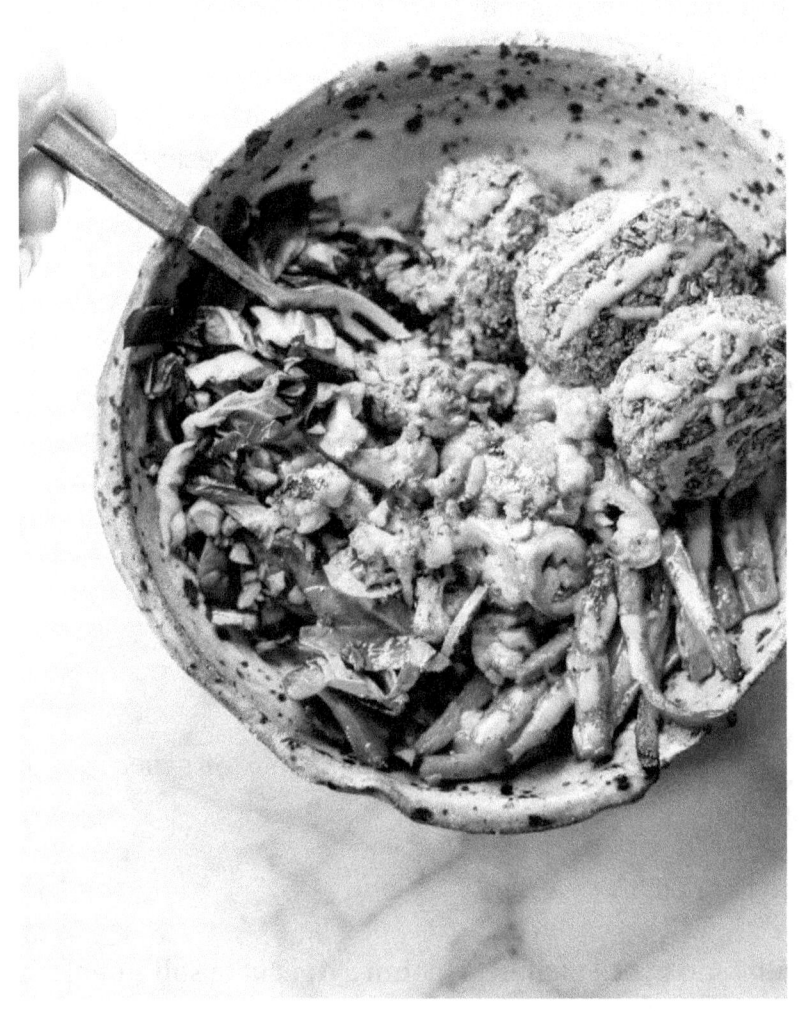

Sendvič s avokádovým salátem

1 15 oz. konzervovaná cizrna, opláchnutá, okapaná a zbavená slupky

1 velké zralé avokádo

1/4 šálku nasekaného čerstvého koriandru

2 polévkové lžíce. nakrájenou zelenou cibulku

Šťáva z 1 limetky

Mořská sůl a pepř, podle chuti

Chléb dle vlastního výběru

Hlávkový salát

Rajče

Cizrnu a avokádo rozmačkejte vidličkou.

Přidejte koriandr, zelenou cibulku a limetkovou šťávu a promíchejte

Dochuťte solí a pepřem.

Namažeme na oblíbený chléb a poklademe hlávkovým salátem a rajčaty

Veganské Fajitas

Ingredience

1 plechovka smažených fazolí (15 oz)

1 plechovka pinto fazolí (15 oz), scezená a propláchnutá

1/4 šálku salsy

1 červená cibule nakrájená na proužky

1 zelená paprika, nakrájená na proužky

2 lžíce limetkové šťávy

2 lžičky směsi koření Fajita (viz níže)

tortilly

Směs koření Fajita

1 polévková lžíce. Kukuřičný škrob

2 lžičky chilli prášku

1 lžička španělské papriky

1 lžička medu

1/2 lžičky mořské soli

1/2 lžičky cibulového prášku

1/2 lžičky česnekového prášku

1/2 lžičky mletého kmínu

1/8 lžičky kajenského pepře

Salsu a smažené fazole dusíme do tepla.

Přidejte a promíchejte fajita koření (nechte 2 lžičky), promíchejte ingredience v malé misce.

Ve vodě a limetkové šťávě orestujte cibuli, papriku a 2 lžičky směsi koření

Pokračujte, dokud se tekutina neodpaří a zelenina nezačne hnědnout.

Doprostřed tortilly naaranžujte fazole.

Vrstva s restovanou zeleninou a zálivkami.

Srolujte a podávejte.

Salát z hlávkového salátu a máslových rajčat

Ingredience:

8 uncí veganského sýra

6 šálků máslového salátu, 3 svazky, nakrájené

1/4 evropské okurky nebo okurky bez pecek, rozpůlené podélně a poté nakrájené na tenké plátky

3 lžíce nasekané nebo nasekané pažitky

16 cherry rajčat

1/2 šálku nakrájených vlašských ořechů

1/4 bílé cibule, nakrájené na plátky

2 až 3 lžíce nasekaných listů estragonu

Sůl a pepř na dochucení

Obvaz

1 malá šalotka, mletá

1 lžíce destilovaného bílého octa

1/4 citronu, šťáva, asi 2 lžičky

1/4 šálku extra panenského olivového oleje

Příprava

Smíchejte všechny přísady na dresink v kuchyňském robotu.

Smícháme se zbytkem ingrediencí a dobře promícháme.

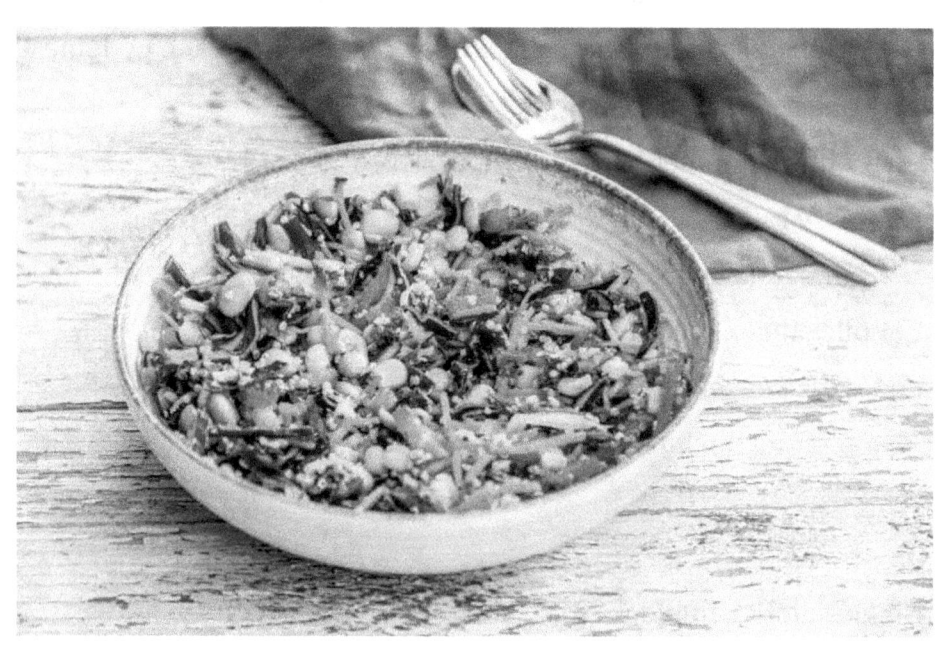

Kudrnatý salát a mandle

Ingredience:

8 uncí veganského sýra

6 až 7 šálků listového salátu, 3 svazky, nakrájené

1/4 evropské okurky nebo okurky bez pecek, rozpůlené podélně a poté nakrájené na tenké plátky

3 lžíce nasekané nebo nasekané pažitky

16 cherry rajčat

1/2 šálku nakrájených mandlí

1/4 bílé cibule, nakrájené na plátky

2 až 3 lžíce nasekaných listů estragonu

Sůl a pepř na dochucení

Obvaz

1 malá šalotka, mletá

1 lžíce destilovaného bílého octa

1/4 citronu, šťáva, asi 2 lžičky

1/4 šálku extra panenského olivového oleje

Příprava

Smíchejte všechny přísady na dresink v kuchyňském robotu.

Smícháme se zbytkem ingrediencí a dobře promícháme.

Římský salát a kešu salát

Ingredience:

8 uncí veganského sýra

6 až 7 šálků římského salátu, 3 svazky, nakrájené

1/4 evropské okurky nebo okurky bez pecek, rozpůlené podélně a poté nakrájené na tenké plátky

3 lžíce nasekané nebo nasekané pažitky

16 cherry rajčat

1/2 šálku nakrájených kešu ořechů

1/4 bílé cibule, nakrájené na plátky

2 až 3 lžíce nasekaných listů rozmarýnu

Sůl a pepř na dochucení

Obvaz

1 malá šalotka, mletá

1 lžíce destilovaného bílého octa

1/4 citronu, šťáva, asi 2 lžičky

1/4 šálku extra panenského olivového oleje

Příprava

Smíchejte všechny přísady na dresink v kuchyňském robotu.

Smícháme se zbytkem ingrediencí a dobře promícháme.

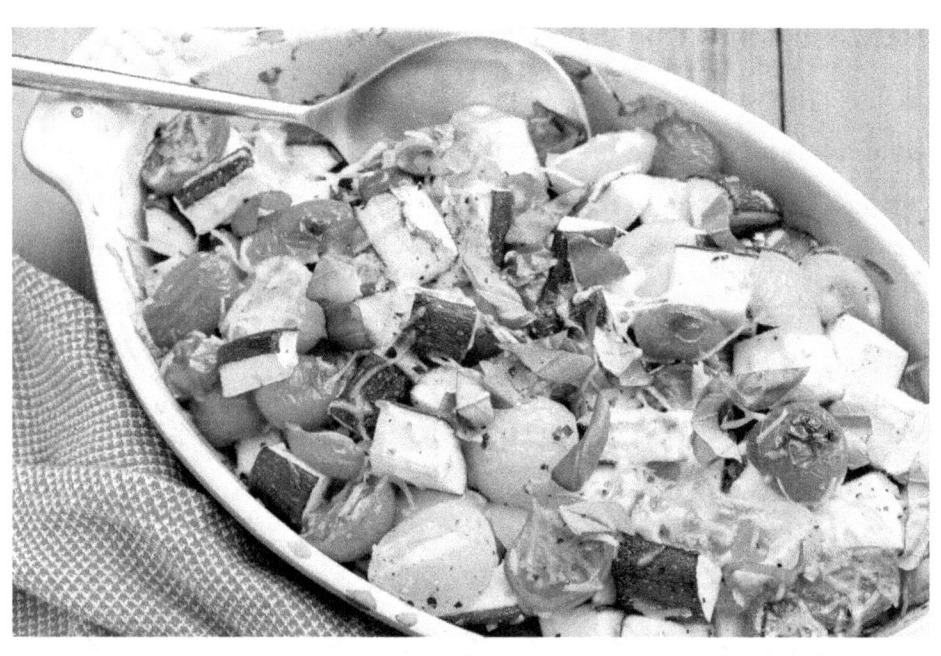

Ledový salát Berg a arašídový salát

Ingredience:

6 až 7 šálků ledového salátu, 3 svazky, nakrájené

1/4 okurky bez pecek, rozpůlené podélně a poté nakrájené na tenké plátky

3 lžíce nasekané nebo nasekané pažitky

16 malých rajčat

1/2 šálku arašídů

1/4 cibule vidalla, nakrájené na plátky

2 až 3 lžíce nasekaných lístků tymiánu

Sůl a pepř na dochucení

8 uncí veganského sýra

Obvaz

1 malá šalotka, mletá

1 lžíce destilovaného bílého octa

1/4 citronu, šťáva, asi 2 lžičky

1/4 šálku extra panenského olivového oleje

½ lžičky. anglická hořčice

Příprava

Smíchejte všechny přísady na dresink v kuchyňském robotu.

Smícháme se zbytkem ingrediencí a dobře promícháme.

Frisée a vlašský salát

Ingredience:

7 šálků listového salátu, 3 svazky, nakrájené

1/4 okurky, podélně rozpůlené a poté nakrájené na tenké plátky

3 lžíce nasekané nebo nasekané pažitky

16 cherry rajčat

1/2 šálku nasekaných vlašských ořechů

1/4 bílé cibule, nakrájené na plátky

2 až 3 lžíce nasekaných listů estragonu

Sůl a pepř na dochucení

8 uncí veganského sýra

Obvaz

1 malá zelená cibule, nasekaná

1 lžíce destilovaného bílého octa

1/4 citronu, šťáva, asi 2 lžičky

1/4 šálku extra panenského olivového oleje

Příprava

Smíchejte všechny přísady na dresink v kuchyňském robotu.

Smícháme se zbytkem ingrediencí a dobře promícháme.

Salát z hlávkového salátu a vlašských ořechů s máslem

Ingredience:

6 až 7 šálků máslového salátu, 3 svazky, nakrájené

1/4 evropské okurky nebo okurky bez pecek, rozpůlené podélně a poté nakrájené na tenké plátky

3 lžíce nasekané nebo nasekané pažitky

16 cherry rajčat

1/2 šálku nakrájených vlašských ořechů

1/4 červené cibule, nakrájené na plátky

2 až 3 lžíce nasekaných listů estragonu

Sůl a pepř na dochucení

8 uncí veganského sýra

Obvaz

1 malá šalotka, mletá

1 lžíce destilovaného bílého octa

1/4 citronu, šťáva, asi 2 lžičky

1/4 šálku extra panenského olivového oleje

1 polévková lžíce. majonéza bez vajec

Příprava

Smíchejte všechny přísady na dresink v kuchyňském robotu.

Smícháme se zbytkem ingrediencí a dobře promícháme.

Římský salát, cherry rajčata a mandlový salát

Ingredience:

6 až 7 šálků římského salátu, 3 svazky, nakrájené

1/4 evropské okurky nebo okurky bez pecek, rozpůlené podélně a poté nakrájené na tenké plátky

3 lžíce nasekané nebo nasekané pažitky

16 cherry rajčat

1/2 šálku nakrájených mandlí

1/4 bílé cibule, nakrájené na plátky

2 polévkové lžíce. Bylinky z Provence

Sůl a pepř na dochucení

6 uncí veganského sýra

Obvaz

1 malá šalotka, mletá

1 lžíce destilovaného bílého octa

1/4 citronu, šťáva, asi 2 lžičky

1/4 šálku extra panenského olivového oleje

Příprava

Smíchejte všechny přísady na dresink v kuchyňském robotu.

Smícháme se zbytkem ingrediencí a dobře promícháme.

Salát Bibb Salát z vlašských ořechů a rajčat

Ingredience:

7 šálků Bibb salátu, 3 svazky, nakrájené

1/4 evropské okurky nebo okurky bez pecek, rozpůlené podélně a poté nakrájené na tenké plátky

3 lžíce nasekané nebo nasekané pažitky

16 cherry rajčat

1/2 šálku nakrájených vlašských ořechů

1/4 bílé cibule, nakrájené na plátky

2 až 3 lžíce nasekaných listů estragonu

Sůl a pepř na dochucení

8 uncí veganského sýra

Obvaz

1 malá šalotka, mletá

1 lžíce destilovaného bílého octa

1/4 citronu, šťáva, asi 2 lžičky

1/4 šálku extra panenského olivového oleje

Majonéza bez vajec

Příprava

Smíchejte všechny přísady na dresink v kuchyňském robotu.

Smícháme se zbytkem ingrediencí a dobře promícháme.

Rajčatový a mandlový salát s bostonským salátem

Ingredience:

6 šálků bostonského salátu, 3 svazky, nakrájené

1/4 evropské okurky nebo okurky bez pecek, rozpůlené podélně a poté nakrájené na tenké plátky

3 lžíce nasekané nebo nasekané pažitky

16 cherry rajčat

1/2 šálku nakrájených mandlí

1/4 červené cibule, nakrájené na plátky

2 až 3 lžíce nasekaných listů estragonu

Sůl a pepř na dochucení

8 uncí veganského sýra

Obvaz

1 malá šalotka, mletá

1 lžíce destilovaného bílého octa

1/4 citronu, šťáva, asi 2 lžičky

1/4 šálku extra panenského olivového oleje

1 C. Dijonská hořčice

Příprava

Smíchejte všechny přísady na dresink v kuchyňském robotu.

Smícháme se zbytkem ingrediencí a dobře promícháme.

Salát z okurky a mandlí

Ingredience:

6 až 7 šálků stonkového salátu, 3 svazky, nakrájené

1/4 okurky, podélně rozpůlené a poté nakrájené na tenké plátky

3 lžíce nasekané nebo nasekané pažitky

2 manga, nakrájená na kostičky

1/2 šálku nakrájených mandlí

1/4 bílé cibule, nakrájené na plátky

2 až 3 lžíce nasekaných listů estragonu

Sůl a pepř na dochucení

8 uncí veganského sýra

Obvaz

1 malá šalotka, mletá

1 lžíce destilovaného bílého octa

1/4 limetky, šťáva, asi 2 lžičky

1/4 šálku extra panenského olivového oleje

1 polévková lžíce. můj drahý

1 C. anglická hořčice

Příprava

Smíchejte všechny přísady na dresink v kuchyňském robotu.
Smícháme se zbytkem ingrediencí a dobře promícháme.

Salát z cherry rajčátek a makadamových ořechů

Ingredience:

7 šálků stonkového salátu, 3 svazky, nakrájené

1/4 evropské okurky nebo okurky bez pecek, rozpůlené podélně a poté nakrájené na tenké plátky

3 lžíce nasekané nebo nasekané pažitky

16 cherry rajčat

1/2 šálku makadamových ořechů

1/4 červené cibule, nakrájené na plátky

2 až 3 lžíce čerstvého tymiánu

Sůl a pepř na dochucení

8 uncí veganského sýra

Obvaz

1 malá šalotka, mletá

1 lžíce destilovaného bílého octa

1/4 citronu, šťáva, asi 2 lžičky

1/4 šálku extra panenského olivového oleje

1 polévková lžíce. můj drahý

1 C. Dijonská hořčice

Příprava

Smíchejte všechny přísady na dresink v kuchyňském robotu.

Smícháme se zbytkem ingrediencí a dobře promícháme.

Máslový salát Cherry Rajčata Kešu salát

Ingredience:
7 šálků máslového salátu, 3 svazky, nakrájené

1/4 evropské okurky nebo okurky bez pecek, rozpůlené podélně a poté nakrájené na tenké plátky

3 lžíce nasekané nebo nasekané pažitky

15 cherry rajčat

1/2 šálku kešu ořechů

1/4 bílé cibule, nakrájené na plátky

2 až 3 lžíce nasekaných listů estragonu

Sůl a pepř na dochucení

8 uncí veganského sýra

Obvaz
1 malá šalotka, mletá

1 lžíce destilovaného bílého octa

1/4 citronu, šťáva, asi 2 lžičky

1/4 šálku extra panenského olivového oleje

Příprava

Smíchejte všechny přísady na dresink v kuchyňském robotu.

Smícháme se zbytkem ingrediencí a dobře promícháme.

Salát s římským salátem, cherry rajčaty a makadamovými ořechy

Ingredience:

6 ½ šálků římského salátu, 3 svazky, nakrájené

1/4 evropské okurky nebo okurky bez pecek, rozpůlené podélně a poté nakrájené na tenké plátky

3 lžíce nasekané nebo nasekané pažitky

16 cherry rajčat

1/2 šálku makadamových ořechů

1/4 bílé cibule, nakrájené na plátky

2 až 3 lžíce nasekaných listů estragonu

Sůl a pepř na dochucení

8 uncí veganského sýra

Obvaz

1 malá šalotka, mletá

1 lžíce destilovaného bílého octa

1/4 citronu, šťáva, asi 2 lžičky

1/4 šálku extra panenského olivového oleje

Příprava

Smíchejte všechny přísady na dresink v kuchyňském robotu.

Smícháme se zbytkem ingrediencí a dobře promícháme.

Salát Ledový Salát Jablka A Vlašské Ořechy

Ingredience:

8 uncí veganského sýra

6 až 7 šálků ledového salátu, 3 svazky, nakrájené

1/4 evropské okurky nebo okurky bez pecek, rozpůlené podélně a poté nakrájené na tenké plátky

3 lžíce nasekané nebo nasekané pažitky

2 jablka, zbavená jádřinců a nakrájená na 2-palcové kostky

1/2 šálku nakrájených vlašských ořechů

1/4 bílé cibule, nakrájené na plátky

2 až 3 lžíce nasekaných listů estragonu

Sůl a pepř na dochucení

Obvaz

1 malá šalotka, mletá

2 lžíce destilovaného bílého octa

1/4 šálku sezamového oleje

1 lžička medu

½ lžičky. majonéza bez vajec

Příprava

Smíchejte všechny přísady na dresink v kuchyňském robotu.

Smícháme se zbytkem ingrediencí a dobře promícháme.

Salát s rajčaty a mandlovým salátem

Ingredience:

8 uncí veganského sýra

7 šálků sypaného salátu, 3 svazky, nakrájené

1/4 evropské okurky nebo okurky bez pecek, rozpůlené podélně a poté nakrájené na tenké plátky

3 lžíce nasekané nebo nasekané pažitky

16 cherry rajčat

1/2 šálku nakrájených mandlí

1/4 červené cibule, nakrájené na plátky

2 až 3 lžíce nasekaného tymiánu

Sůl a pepř na dochucení

Obvaz

1 malá šalotka, mletá

1 lžíce destilovaného bílého octa

1/4 citronu, šťáva, asi 2 lžičky

1/4 šálku extra panenského olivového oleje

1 polévková lžíce. majonéza bez vajec

Příprava

Smíchejte všechny přísady na dresink v kuchyňském robotu.

Smícháme se zbytkem ingrediencí a dobře promícháme.

Salát z kadeřavých třešní a makadamových ořechů

Ingredience:

6 až 7 šálků listového salátu, 3 svazky, nakrájené

1/4 evropské okurky nebo okurky bez pecek, rozpůlené podélně a poté nakrájené na tenké plátky

3 lžíce nasekané nebo nasekané pažitky

16 vypeckovaných třešní

1/2 šálku makadamových ořechů

1/4 červené cibule, nakrájené na plátky

2 až 3 lžíce nasekaných listů estragonu

Mořská sůl a pepř, podle chuti

8 uncí veganského sýra

Obvaz

1 polévková lžíce. pažitka, nakrájená

1 lžíce destilovaného bílého octa

1/4 citronu, šťáva, asi 2 lžičky

1/4 šálku extra panenského olivového oleje

1 polévková lžíce. můj drahý

Příprava

Smíchejte všechny přísady na dresink v kuchyňském robotu.

Smícháme se zbytkem ingrediencí a dobře promícháme.

Římský salát, hrozny a ořechový salát

Ingredience:

7 volných římských salátů, 3 svazky, nakrájené
1/4 okurky, podélně rozpůlené a poté nakrájené na tenké plátky
4 lžíce nasekané nebo nasekané pažitky
16 hroznů
1/2 šálku nakrájených vlašských ořechů
1/4 bílé cibule, nakrájené na plátky
Sůl a pepř na dochucení

Obvaz

2 lžíce destilovaného bílého octa
1/4 šálku sezamového oleje
1 C. omáčka hoisin

Příprava
Smíchejte všechny přísady na dresink v kuchyňském robotu.

Smícháme se zbytkem ingrediencí a dobře promícháme.

Máslový salát, cherry rajčata a thajský bazalkový salát

Ingredience:

6 až 7 šálků máslového salátu, 3 svazky, nakrájené

1/4 evropské okurky nebo okurky bez pecek, rozpůlené podélně a poté nakrájené na tenké plátky

3 lžíce nasekané nebo nasekané pažitky

16 cherry rajčat

1/2 šálku vlašských ořechů

1/4 bílé cibule, nakrájené na plátky

2 až 3 lžíce nasekané thajské bazalky

Sůl a pepř na dochucení

Obvaz

1 malá šalotka, mletá

1 lžíce destilovaného bílého octa

1/4 šálku sezamového oleje

1 polévková lžíce. sambal oelek

Příprava

Smíchejte všechny přísady na dresink v kuchyňském robotu.

Smícháme se zbytkem ingrediencí a dobře promícháme.

Uzený salát a estragonový salát

Ingredience:

8 uncí veganského sýra

6 až 7 šálků sypaného salátu, 3 svazky, nakrájené

1/4 evropské okurky nebo okurky bez pecek, rozpůlené podélně a poté nakrájené na tenké plátky

3 lžíce nasekané nebo nasekané pažitky

16 cherry rajčat

1/2 šálku nakrájených mandlí

1/4 bílé cibule, nakrájené na plátky

2 až 3 lžíce nasekaných listů estragonu

Sůl a pepř na dochucení

Obvaz

1 C. kmín

1 C. semena annatto

1/2 lžičky. kajenský pepř

1 lžíce destilovaného bílého octa

1/4 limetky, šťáva, asi 2 lžičky

1/4 šálku extra panenského olivového oleje

Příprava

Smíchejte všechny přísady na dresink v kuchyňském robotu. Smícháme se zbytkem ingrediencí a dobře promícháme.

Salátové lístky máty a kešu salát

Ingredience:

6 až 7 šálků sypaného salátu, 3 svazky, nakrájené

1/4 evropské okurky nebo okurky bez pecek, rozpůlené podélně a poté nakrájené na tenké plátky

3 lžíce nasekané nebo nasekané pažitky

16 hroznů

1/2 šálku kešu ořechů

1/4 červené cibule, nakrájené na plátky

2 až 3 lžíce nasekaných lístků máty

Sůl a pepř na dochucení

8 uncí veganského sýra

Obvaz

1 malá šalotka, mletá

1 lžíce destilovaného bílého octa

1/4 limetky, šťáva, asi 2 lžičky

1/4 šálku extra panenského olivového oleje

1 C. můj drahý

Příprava

Smíchejte všechny přísady na dresink v kuchyňském robotu.

Smícháme se zbytkem ingrediencí a dobře promícháme.

Rajčatový salát a arašídový salát

Ingredience:

6 až 7 šálků římského salátu, 3 svazky, nakrájené

1/4 evropské okurky nebo okurky bez pecek, rozpůlené podélně a poté nakrájené na tenké plátky

3 lžíce nasekané nebo nasekané pažitky

16 cherry rajčat

1/2 šálku nakrájených arašídů

1/4 žluté cibule, nakrájené na plátky

Sůl a pepř na dochucení

8 uncí veganského sýra

Obvaz

1 malá šalotka, mletá

1 lžíce destilovaného bílého octa

1/4 citronu, šťáva, asi 2 lžičky

1/4 šálku extra panenského olivového oleje

Příprava

Smíchejte všechny přísady na dresink v kuchyňském robotu.

Smícháme se zbytkem ingrediencí a dobře promícháme.

Salát z máslových hláv Salát z pomerančů a mandlí

Ingredience:

6 až 7 šálků máslového salátu, 3 svazky, nakrájené

1/4 okurky, podélně rozpůlené a poté nakrájené na tenké plátky

3 lžíce nasekaných nebo nasekaných lístků máty

8 plátků mandarinek, oloupaných a rozpůlených

1/2 šálku nakrájených mandlí

1/4 bílé cibule, nakrájené na plátky

Sůl a pepř na dochucení

8 uncí veganského sýra

Obvaz

1 malá šalotka, mletá

1 lžíce destilovaného bílého octa

1/4 limetky, šťáva, asi 2 lžičky

1/4 šálku sezamového oleje

1 polévková lžíce. můj drahý

Příprava

Smíchejte všechny přísady na dresink v kuchyňském robotu.

Smícháme se zbytkem ingrediencí a dobře promícháme.

Jednoduchý salát z rajčat a mandlí s hlávkovým salátem

Ingredience:

6 až 7 šálků ledového salátu, 3 svazky, nakrájené

1/4 evropské okurky nebo okurky bez pecek, rozpůlené podélně a poté nakrájené na tenké plátky

3 lžíce nasekané nebo nasekané pažitky

16 cherry rajčat

1/2 šálku nakrájených mandlí

1/4 červené cibule, nakrájené na plátky

2 snítky čerstvého rozmarýnu

Sůl a pepř na dochucení

8 uncí veganského sýra

Obvaz

1 malá šalotka, mletá

1 lžíce destilovaného bílého octa

1/4 citronu, šťáva, asi 2 lžičky

1/4 šálku extra panenského olivového oleje

1 majonéza bez vajec

Příprava

Smíchejte všechny přísady na dresink v kuchyňském robotu.

Smícháme se zbytkem ingrediencí a dobře promícháme.

Římský salát Salát Rajčata a lískové ořechy

Ingredience:

6 až 7 šálků římského salátu, 3 svazky, nakrájené

1/4 evropské okurky nebo okurky bez pecek, rozpůlené podélně a poté nakrájené na tenké plátky

3 lžíce nasekané nebo nasekané pažitky

16 cherry rajčat

1/2 šálku lískových ořechů

10 černých hroznů, bez pecek

2 až 3 lžíce nasekaných listů estragonu

Sůl a pepř na dochucení

8 uncí veganského sýra

Obvaz

1 malá šalotka, mletá

1 lžíce destilovaného bílého octa

1/4 citronu, šťáva, asi 2 lžičky

1/4 šálku extra panenského olivového oleje

1 polévková lžíce. můj drahý

Příprava

Smíchejte všechny přísady na dresink v kuchyňském robotu.

Smícháme se zbytkem ingrediencí a dobře promícháme.

Salát Frisee Salát Cibule A Estragon

Ingredience:

8 uncí veganského sýra

6 až 7 šálků listového salátu, 3 svazky, nakrájené

1/4 evropské okurky nebo okurky bez pecek, rozpůlené podélně a poté nakrájené na tenké plátky

3 lžíce nasekané nebo nasekané pažitky

16 cherry rajčat

1/2 šálku nakrájených mandlí

1/4 bílé cibule, nakrájené na plátky

2 až 3 lžíce nasekaných listů estragonu

Sůl a pepř na dochucení

Obvaz

1 malá šalotka, mletá

1 lžíce destilovaného bílého octa

1/4 citronu, šťáva, asi 2 lžičky

1/4 šálku extra panenského olivového oleje

Příprava

Smíchejte všechny přísady na dresink v kuchyňském robotu.

Smícháme se zbytkem ingrediencí a dobře promícháme.

Rajčatový salát s mandlemi a estragonem

Ingredience:

8 uncí veganského sýra

6 až 7 šálků listového salátu, 3 svazky, nakrájené

1/4 evropské okurky nebo okurky bez pecek, rozpůlené podélně a poté nakrájené na tenké plátky

3 lžíce nasekané nebo nasekané pažitky

16 cherry rajčat

1/2 šálku nakrájených mandlí

1/4 bílé cibule, nakrájené na plátky

2 až 3 lžíce nasekaných listů estragonu

Sůl a pepř na dochucení

Obvaz

1 malá šalotka, mletá

1 lžíce destilovaného bílého octa

1/4 citronu, šťáva, asi 2 lžičky

1/4 šálku extra panenského olivového oleje

Příprava

Smíchejte všechny přísady na dresink v kuchyňském robotu.

Smícháme se zbytkem ingrediencí a dobře promícháme.

Salát z kadeřavých rajčat a lískových ořechů

Ingredience:

8 uncí veganského sýra

6 až 7 šálků listového salátu, 3 svazky, nakrájené

1/4 evropské okurky nebo okurky bez pecek, rozpůlené podélně a poté nakrájené na tenké plátky

3 lžíce nasekané nebo nasekané pažitky

16 cherry rajčat

1/2 šálku nakrájených lískových ořechů

1/4 bílé cibule, nakrájené na plátky

2 až 3 lžíce nasekaných listů estragonu

Sůl a pepř na dochucení

Obvaz

1 malá šalotka, mletá

1 lžíce destilovaného bílého octa

1/4 citronu, šťáva, asi 2 lžičky

1/4 šálku extra panenského olivového oleje

Příprava

Smíchejte všechny přísady na dresink v kuchyňském robotu.

Smícháme se zbytkem ingrediencí a dobře promícháme.

Frisee a cuketový salát

Ingredience:

8 uncí veganského sýra

6 až 7 šálků listového salátu, 3 svazky, nakrájené

1/4 cukety, podélně rozpůlené a poté nakrájené na tenké plátky

16 cherry rajčat

1/2 šálku nakrájených mandlí

1/4 bílé cibule, nakrájené na plátky

2 až 3 lžíce nasekaných listů estragonu

Sůl a pepř na dochucení

Obvaz

1 malá šalotka, mletá

1 lžíce destilovaného bílého octa

1/4 citronu, šťáva, asi 2 lžičky

1/4 šálku extra panenského olivového oleje

Příprava

Smíchejte všechny přísady na dresink v kuchyňském robotu.

Smícháme se zbytkem ingrediencí a dobře promícháme.

Salát s římským salátem a lískovými oříšky

Ingredience:

8 uncí veganského sýra

6 až 7 šálků římského salátu, 3 svazky, nakrájené

1/4 evropské okurky nebo okurky bez pecek, rozpůlené podélně a poté nakrájené na tenké plátky

3 lžíce nasekané nebo nasekané pažitky

16 cherry rajčat

1/2 šálku nakrájených lískových ořechů

1/4 bílé cibule, nakrájené na plátky

2 až 3 lžíce nasekaných listů estragonu

Sůl a pepř na dochucení

Obvaz

1 malá šalotka, mletá

1 lžíce destilovaného bílého octa

1/4 citronu, šťáva, asi 2 lžičky

1/4 šálku extra panenského olivového oleje

Příprava

Smíchejte všechny přísady na dresink v kuchyňském robotu.

Smícháme se zbytkem ingrediencí a dobře promícháme.

Rajčatovo-mandlový salát s ledovým salátem

Ingredience:
8 uncí veganského sýra
6 až 7 šálků ledového salátu, 3 svazky, nakrájené
1/4 evropské okurky nebo okurky bez pecek, rozpůlené podélně a poté nakrájené na tenké plátky
3 lžíce nasekané nebo nasekané pažitky
16 cherry rajčat
1/2 šálku nakrájených mandlí
1/4 bílé cibule, nakrájené na plátky
2 až 3 lžíce nasekaných listů estragonu
Sůl a pepř na dochucení

Obvaz
1 malá šalotka, mletá
1 lžíce destilovaného bílého octa
1/4 citronu, šťáva, asi 2 lžičky
1/4 šálku extra panenského olivového oleje

Příprava
Smíchejte všechny přísady na dresink v kuchyňském robotu.

Smícháme se zbytkem ingrediencí a dobře promícháme.

Frisée a Feta salát

Ingredience:

6 až 7 šálků máslového salátu, 3 svazky, nakrájené

1/4 okurky bez pecek, rozpůlené podélně a poté nakrájené na tenké plátky

3 lžíce nasekané nebo nasekané pažitky

16 cherry rajčat

1/2 šálku pistácií

1/4 bílé cibule, nakrájené na plátky

2 až 3 lžíce nasekaných listů estragonu

Sůl a pepř na dochucení

8 uncí veganského sýra

Obvaz

1 malá šalotka, mletá

1 lžíce destilovaného bílého octa

1/4 citronu, šťáva, asi 2 lžičky

1/4 šálku extra panenského olivového oleje

1 polévková lžíce. pesto omáčka

Příprava

Smíchejte všechny přísady na dresink v kuchyňském robotu.

Smícháme se zbytkem ingrediencí a dobře promícháme.

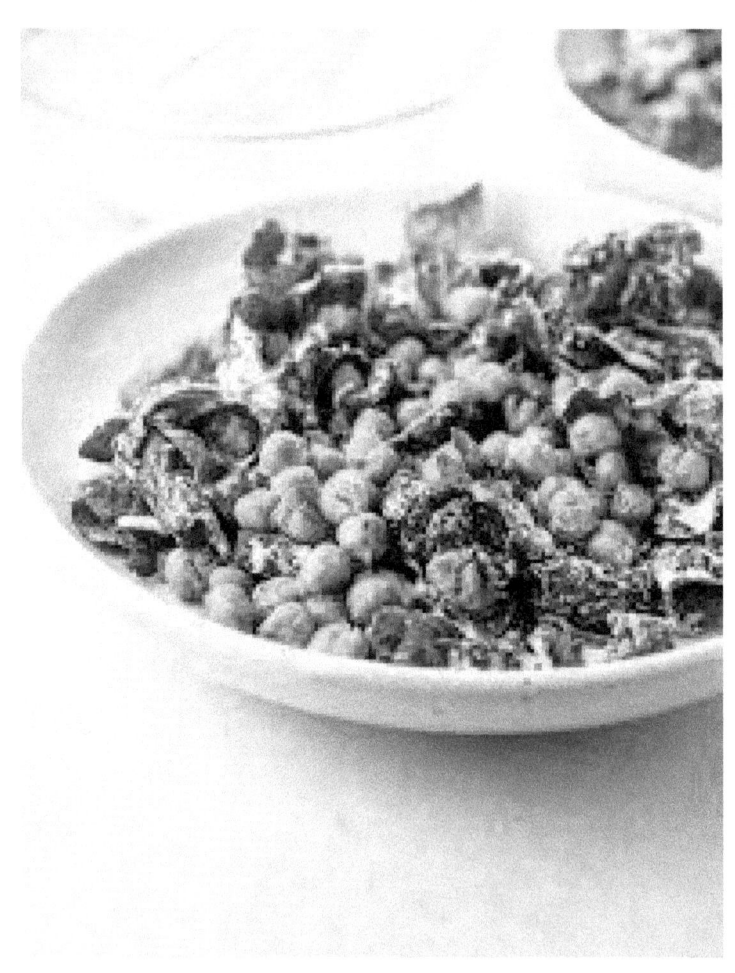

Grilovaný chřest zelený pepř a squash

Ingredience na marinádu

1/4 šálku extra panenského olivového oleje

2 lžíce medu

4 lžičky balzamikového octa

1 lžička sušeného oregana

1 lžička česnekového prášku

1/8 lžičky duhového pepře

Mořská sůl

Rostlinné složky

1 libra čerstvého chřestu, nakrájeného

3 malé mrkve, rozpůlené podélně

1 velká sladká zelená paprika, nakrájená na 1-palcové proužky

1 středně žlutá letní dýně, nakrájená na 1/2-palcové plátky

1 středně žlutá cibule, nakrájená na měsíčky

Smíchejte ingredience na marinádu.

Smíchejte 3 lžíce marinády a zeleninu v sáčku.

Nechte marinovat 1h30 při pokojové teplotě nebo přes noc v lednici.

Zeleninu grilujte na středním plameni 8 až 12 minut nebo dokud nezměkne.

Potřeme zbylou marinádou.

Jednoduchá grilovaná cuketa a červená cibule

Ingredience

2 velké cukety, nakrájené podélně na ½-palcové plátky

2 velké červené cibule, nakrájené na ½-palcové kroužky, ale neoddělujte je na jednotlivé kroužky

2 polévkové lžíce. extra panenský olivový olej

2 polévkové lžíce. ranch dressing mix

Každou stranu zeleniny lehce potřete olivovým olejem.

Okoříme rančskou zálivkou

Grilujte 4 minuty na středním ohni nebo do změknutí.

Jednoduchá grilovaná kukuřice a Portobello

Ingredience

2 velké kukuřice, podélně nakrájené

5 kusů Portobello, opláchnuté a okapané

Ingredience na marinádu:

6 polévkových lžic. extra panenský olivový olej

Mořská sůl, podle chuti

3 polévkové lžíce. destilovaný bílý ocet

1 C. Dijonská hořčice

Zeleninu marinujte s vinaigrette nebo ingrediencemi na marinádu po dobu 15 až 30 minut.

Grilujte 4 minuty na středním ohni nebo dokud zelenina nezměkne.

Grilovaný marinovaný lilek a cuketa

Ingredience

2 velké lilky, podélně rozkrojené a rozpůlené

2 velké cukety, podélně rozkrojené a rozpůlené

Ingredience na marinádu:

6 polévkových lžic. extra panenský olivový olej

Mořská sůl, podle chuti

3 polévkové lžíce. destilovaný bílý ocet

1 C. Dijonská hořčice

Zeleninu marinujte s vinaigrette nebo ingrediencemi na marinádu po dobu 15 až 30 minut.

Grilujte 4 minuty na středním ohni nebo dokud zelenina nezměkne.

Grilovaná paprika a brokolice

Ingredience

2 zelené papriky, rozpůlené

10 růžiček brokolice

Ingredience na marinádu:

6 polévkových lžic. extra panenský olivový olej

Mořská sůl, podle chuti

3 polévkové lžíce. destilovaný bílý ocet

1 C. Dijonská hořčice

Zeleninu marinujte s vinaigrette nebo ingrediencemi na marinádu po dobu 15 až 30 minut.

Grilujte 4 minuty na středním ohni nebo dokud zelenina nezměkne.

Pečený květák a růžičková kapusta

Ingredience

10 růžičky květáku

10 kusů růžičková kapusta

Ingredience na marinádu:

6 polévkových lžic. extra panenský olivový olej

Mořská sůl, podle chuti

3 polévkové lžíce. destilovaný bílý ocet

1 C. Dijonská hořčice

Zeleninu marinujte s vinaigrette nebo ingrediencemi na marinádu po dobu 15 až 30 minut.

Grilujte 4 minuty na středním ohni nebo dokud zelenina nezměkne.

Grilovaná kukuřice a žampiony Crimini

Ingredience

2 fazole podélně rozkrojené

10 Crimini houby, opláchnuté a okapané

Ingredience na marinádu:

6 polévkových lžic. extra panenský olivový olej

Mořská sůl, podle chuti

3 polévkové lžíce. destilovaný bílý ocet

1 C. Dijonská hořčice

Zeleninu marinujte s vinaigrette nebo ingrediencemi na marinádu po dobu 15 až 30 minut.

Grilujte 4 minuty na středním ohni nebo dokud zelenina nezměkne.

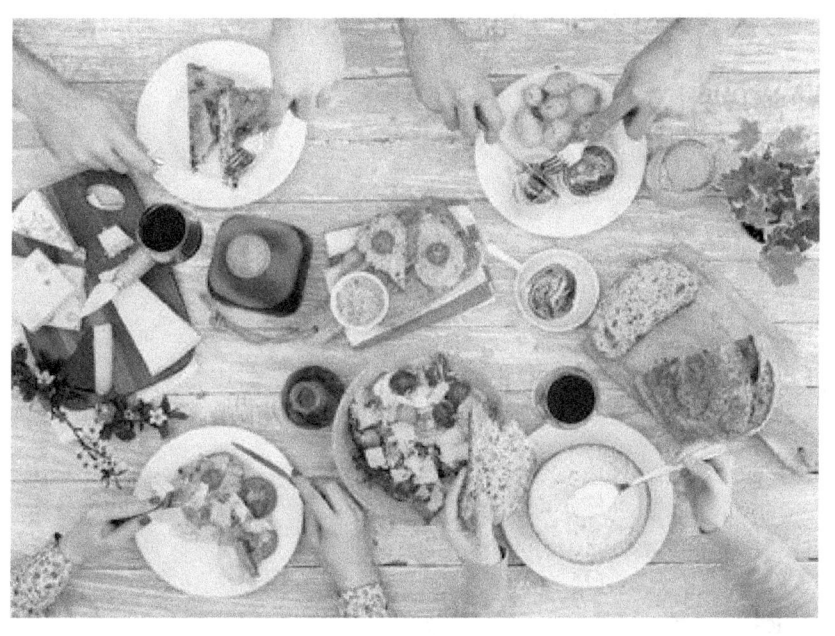

Grilovaný lilek, cuketa a kukuřice

Ingredience

2 velké lilky, podélně rozkrojené a rozpůlené

2 velké cukety, podélně rozkrojené a rozpůlené

2 fazole podélně rozkrojené

Ingredience na marinádu:

6 polévkových lžic. extra panenský olivový olej

Mořská sůl, podle chuti

3 polévkové lžíce. destilovaný bílý ocet

1 C. Dijonská hořčice

Zeleninu marinujte s vinaigrette nebo ingrediencemi na marinádu po dobu 15 až 30 minut.

Grilujte 4 minuty na středním ohni nebo dokud zelenina nezměkne.

Grilovaná cuketa a ananas

Ingredience

2 velké cukety, nakrájené podélně na ½-palcové plátky

2 velké červené cibule, nakrájené na ½-palcové kroužky, ale neoddělujte je na jednotlivé kroužky

1 střední ananas, nakrájený na 1/2 palcové plátky

10 zelených fazolek

Ingredience na marinádu:

6 polévkových lžic. extra panenský olivový olej

Mořská sůl, podle chuti

3 polévkové lžíce. destilovaný bílý ocet

1 C. Dijonská hořčice

Zeleninu marinujte s vinaigrette nebo ingrediencemi na marinádu po dobu 15 až 30 minut.

Grilujte 4 minuty na středním ohni nebo dokud zelenina nezměkne.

Portobello a grilovaný chřest

Ingredience

3 kusy. Portobello, opláchnuté a okapané

2 kusy lilku, podélně rozkrojené a rozpůlené

2 kusy cukety, podélně rozkrojené a rozpůlené

6 kusů chřestu

Ingredience na marinádu:

6 polévkových lžic. extra panenský olivový olej

Mořská sůl, podle chuti

3 polévkové lžíce. destilovaný bílý ocet

1 C. Dijonská hořčice

Zeleninu marinujte s vinaigrette nebo ingrediencemi na marinádu po dobu 15 až 30 minut.

Grilujte 4 minuty na středním ohni nebo dokud zelenina nezměkne.

Jednoduchý recept na grilovanou zeleninu

Ingredience

3 kusy. Portobello, opláchnuté a okapané

2 kusy lilku, podélně rozkrojené a rozpůlené

2 kusy cukety, podélně rozkrojené a rozpůlené

6 kusů chřestu

Suroviny na dresing

6 polévkových lžic. extra panenský olivový olej

Mořská sůl, podle chuti

3 polévkové lžíce. jablečný ocet

1 polévková lžíce. můj drahý

1 C. Majonéza bez vajec

Zeleninu marinujte s vinaigrette nebo ingrediencemi na marinádu po dobu 15 až 30 minut.

Grilujte 4 minuty na středním ohni nebo dokud zelenina nezměkne.

Grilovaný japonský lilek a houby shiitake

Ingredience

Kukuřice, podélně rozříznutá

2 kusy japonského lilku, podélně rozkrojené a rozpůlené

Houba Shitake, opláchnutá a okapaná

Suroviny na dresing

6 polévkových lžic. olivový olej

Mořská sůl, podle chuti

3 polévkové lžíce. bílý vinný ocet

1 C. Majonéza bez vajec

Zeleninu marinujte s vinaigrette nebo ingrediencemi na marinádu po dobu 15 až 30 minut.

Grilujte 4 minuty na středním ohni nebo dokud zelenina nezměkne.

Grilovaný japonský lilek a brokolice

Ingredience

2 zelené papriky, rozpůlené

10 růžiček brokolice

2 kusy japonského lilku, podélně rozkrojené a rozpůlené

Suroviny na dresing

6 polévkových lžic. sezamový olej

Mořská sůl, podle chuti

3 polévkové lžíce. destilovaný bílý ocet

1 C. Majonéza bez vajec

Zeleninu marinujte s vinaigrette nebo ingrediencemi na marinádu po dobu 15 až 30 minut.

Grilujte 4 minuty na středním ohni nebo dokud zelenina nezměkne.

Pečený květák a růžičková kapusta

Ingredience

10 růžičky květáku

10 kusů růžičková kapusta

Suroviny na dresing

6 polévkových lžic. sezamový olej

Mořská sůl, podle chuti

3 polévkové lžíce. destilovaný bílý ocet

1 C. Majonéza bez vajec

Zeleninu marinujte s vinaigrette nebo ingrediencemi na marinádu po dobu 15 až 30 minut.

Grilujte 4 minuty na středním ohni nebo dokud zelenina nezměkne.

Japonský recept na grilovaný květák s balzamikovou polevou

Ingredience

2 zelené papriky, podélně rozpůlené

10 růžičky květáku

2 kusy japonského lilku, podélně rozkrojené a rozpůlené

Suroviny na dresing

6 polévkových lžic. extra panenský olivový olej

Mořská sůl, podle chuti

3 polévkové lžíce. Balzámový ocet

1 C. Dijonská hořčice

Zeleninu marinujte s vinaigrette nebo ingrediencemi na marinádu po dobu 15 až 30 minut.

Grilujte 4 minuty na středním ohni nebo dokud zelenina nezměkne.

Jednoduchý recept na grilovanou zeleninu

Ingredience

2 velké lilky, podélně rozkrojené a rozpůlené

1 velká cuketa, podélně rozkrojená a rozpůlená

5 růžiček brokolice

Ingredience na marinádu:

6 polévkových lžic. extra panenský olivový olej

Mořská sůl, podle chuti

3 polévkové lžíce. destilovaný bílý ocet

1 C. Dijonská hořčice

Zeleninu marinujte s vinaigrette nebo ingrediencemi na marinádu po dobu 15 až 30 minut.

Grilujte 4 minuty na středním ohni nebo dokud zelenina nezměkne.

Grilovaný lilek a zelené papriky

Ingredience

2 zelené papriky, rozpůlené

10 růžiček brokolice

2 kusy lilku, podélně rozkrojené a rozpůlené

Suroviny na dresing

6 polévkových lžic. olivový olej

Mořská sůl, podle chuti

3 polévkové lžíce. bílý vinný ocet

1 C. anglická hořčice

Zeleninu marinujte s vinaigrette nebo ingrediencemi na marinádu po dobu 15 až 30 minut.

Grilujte 4 minuty na středním ohni nebo dokud zelenina nezměkne.

Grilovaný chřest Portobello a zelené fazolky s jablečným vinaigrettem

Ingredience

3 kusy. Portobello, opláchnuté a okapané

2 kusy lilku, podélně rozkrojené a rozpůlené

2 kusy cukety, podélně rozkrojené a rozpůlené

6 kusů chřestu

1 střední ananas, nakrájený na 1/2 palcové plátky

10 zelených fazolek

Suroviny na dresing

6 polévkových lžic. extra panenský olivový olej

Mořská sůl, podle chuti

3 polévkové lžíce. jablečný ocet

1 polévková lžíce. můj drahý

1 C. Majonéza bez vajec

Zeleninu marinujte s vinaigrette nebo ingrediencemi na marinádu po dobu 15 až 30 minut.

Grilujte 4 minuty na středním ohni nebo dokud zelenina nezměkne.

Grilované fazole a houby Portobello

Ingredience

Kukuřice, podélně rozříznutá

5 žampionů Portobello, opláchnutých a okapaných

10 zelených fazolek

Suroviny na dresing

6 polévkových lžic. olivový olej

Mořská sůl, podle chuti

3 polévkové lžíce. bílý vinný ocet

1 C. Majonéza bez vajec

Zeleninu marinujte s vinaigrette nebo ingrediencemi na marinádu po dobu 15 až 30 minut.

Grilujte 4 minuty na středním ohni nebo dokud zelenina nezměkne.

Růžičková kapusta a zelené fazolky

Ingredience

10 růžičky květáku

10 kusů růžičková kapusta

10 zelených fazolek

Suroviny na dresing

6 polévkových lžic. olivový olej

Mořská sůl, podle chuti

3 polévkové lžíce. bílý vinný ocet

1 C. Majonéza bez vajec

Zeleninu marinujte s vinaigrette nebo ingrediencemi na marinádu po dobu 15 až 30 minut.

Grilujte 4 minuty na středním ohni nebo dokud zelenina nezměkne.

Cuketa a cibule v rančovém dresinku

Ingredience

2 velké cukety, nakrájené podélně na ½-palcové plátky

2 velké červené cibule, nakrájené na ½-palcové kroužky, ale neoddělujte je na jednotlivé kroužky

2 polévkové lžíce. extra panenský olivový olej

2 polévkové lžíce. ranch dressing mix

Zeleninu marinujte s vinaigrette nebo ingrediencemi na marinádu po dobu 15 až 30 minut.

Grilujte 4 minuty na středním ohni nebo dokud zelenina nezměkne.

Grilované zelené fazolky a ananas v balsamicovém vinaigrette

Ingredience

1 střední ananas, nakrájený na 1/2 palcové plátky

10 zelených fazolek

Suroviny na dresing

6 polévkových lžic. extra panenský olivový olej

Mořská sůl, podle chuti

3 polévkové lžíce. Balzámový ocet

1 C. Dijonská hořčice

Zeleninu marinujte s vinaigrette nebo ingrediencemi na marinádu po dobu 15 až 30 minut.

Grilujte 4 minuty na středním ohni nebo dokud zelenina nezměkne.

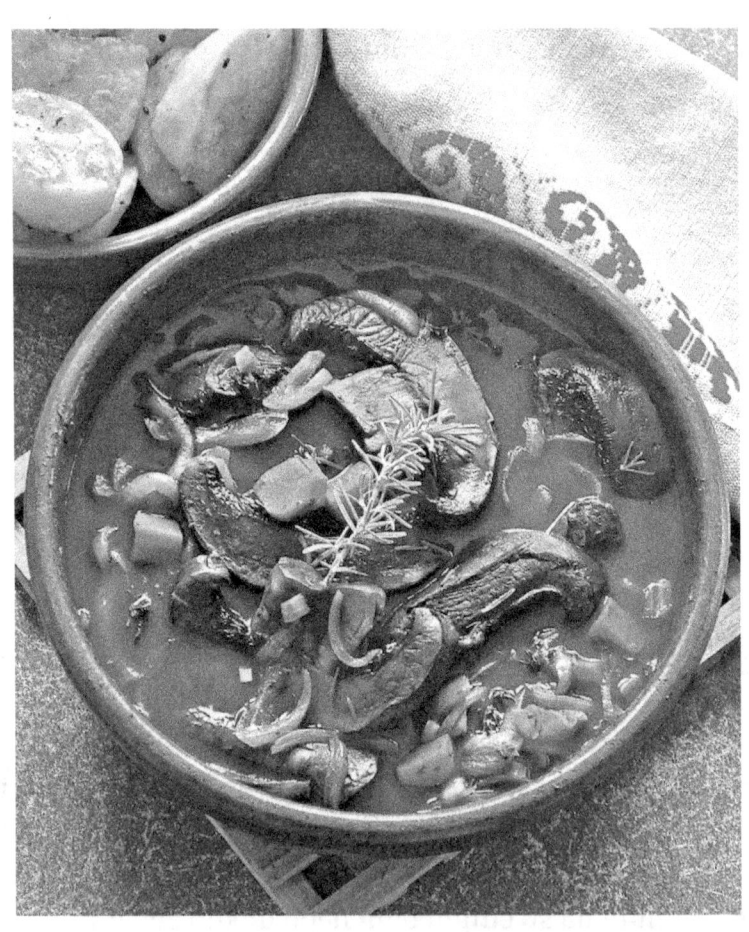

Brokolice a grilovaný lilek

Ingredience

1 velký lilek, podélně rozkrojený a rozpůlený

1 velká cuketa, podélně rozkrojená a rozpůlená

10 zelených fazolek

10 růžiček brokolice

Ingredience na marinádu:

6 polévkových lžic. extra panenský olivový olej

Mořská sůl, podle chuti

3 polévkové lžíce. destilovaný bílý ocet

1 C. Dijonská hořčice

Zeleninu marinujte s vinaigrette nebo ingrediencemi na marinádu po dobu 15 až 30 minut.

Grilujte 4 minuty na středním ohni nebo dokud zelenina nezměkne.

Brokolice a grilovaná zelená paprika

Ingredience

2 zelené papriky, rozpůlené

8 růžičky brokolice

Suroviny na dresing

6 polévkových lžic. sezamový olej

Mořská sůl, podle chuti

3 polévkové lžíce. destilovaný bílý ocet

1 C. Majonéza bez vajec

Zeleninu marinujte s vinaigrette nebo ingrediencemi na marinádu po dobu 15 až 30 minut.

Grilujte 4 minuty na středním ohni nebo dokud zelenina nezměkne.

Grilované cukety a mrkev

Ingredience

2 velké cukety, nakrájené podélně na ½-palcové plátky

1 velká červená cibule, nakrájená na ½-palcové kroužky, ale nerozdělujte na jednotlivé kroužky

1 velká mrkev, oloupaná a podélně nakrájená

Suroviny na dresing

6 polévkových lžic. olivový olej

Mořská sůl, podle chuti

3 polévkové lžíce. bílý vinný ocet

1 C. anglická hořčice

Zeleninu marinujte s vinaigrette nebo ingrediencemi na marinádu po dobu 15 až 30 minut.

Grilujte 4 minuty na středním ohni nebo dokud zelenina nezměkne.

Grilované žampiony Portobello s jablečným vinaigrettem

Ingredience

Kukuřice, podélně rozříznutá

5 žampionů Portobello, opláchnutých a okapaných

Suroviny na dresing

6 polévkových lžic. extra panenský olivový olej

Mořská sůl, podle chuti

3 polévkové lžíce. jablečný ocet

1 polévková lžíce. můj drahý

1 C. Majonéza bez vajec

Zeleninu marinujte s vinaigrette nebo ingrediencemi na marinádu po dobu 15 až 30 minut.

Grilujte 4 minuty na středním ohni nebo dokud zelenina nezměkne.

Pečená mrkev s růžičkovou kapustou

Ingredience

10 růžičky květáku

10 kusů růžičková kapusta

1 velká mrkev, oloupaná a podélně nakrájená

Suroviny na dresing

6 polévkových lžic. olivový olej

Mořská sůl, podle chuti

3 polévkové lžíce. bílý vinný ocet

1 C. Majonéza bez vajec

Zeleninu marinujte s vinaigrette nebo ingrediencemi na marinádu po dobu 15 až 30 minut.

Grilujte 4 minuty na středním ohni nebo dokud zelenina nezměkne.

Recept na grilovaný pastinák a cuketu

Ingredience

1 velký pastinák, oloupaný a podélně rozkrojený

1 velká cuketa, nakrájená podélně na ½-palcové plátky

2 velké červené cibule, nakrájené na ½-palcové kroužky, ale neoddělujte je na jednotlivé kroužky

Ingredience na marinádu:

6 polévkových lžic. extra panenský olivový olej

Mořská sůl, podle chuti

3 polévkové lžíce. destilovaný bílý ocet

1 C. Dijonská hořčice

Zeleninu marinujte s vinaigrette nebo ingrediencemi na marinádu po dobu 15 až 30 minut.

Grilujte 4 minuty na středním ohni nebo dokud zelenina nezměkne.

Grilovaný tuřín s orientální vinaigrettou

Ingredience

1 velký tuřín, oloupaný a podélně rozkrojený

2 zelené papriky, rozpůlené

10 růžiček brokolice

Suroviny na dresing

6 polévkových lžic. sezamový olej

Mořská sůl, podle chuti

3 polévkové lžíce. destilovaný bílý ocet

1 C. Majonéza bez vajec

Zeleninu marinujte s vinaigrette nebo ingrediencemi na marinádu po dobu 15 až 30 minut.

Grilujte 4 minuty na středním ohni nebo dokud zelenina nezměkne.

Grilovaná mrkev, tuřín a Portobello s balzamikovou polevou

Ingredience

1 velká mrkev, oloupaná a podélně nakrájená

1 velký tuřín, oloupaný a podélně rozkrojený

1 kukuřice, podélně rozkrojená

2 houby Portobello, opláchnuté a okapané

Suroviny na dresing

6 polévkových lžic. extra panenský olivový olej

Mořská sůl, podle chuti

3 polévkové lžíce. Balzámový ocet

1 C. Dijonská hořčice

Zeleninu marinujte s vinaigrette nebo ingrediencemi na marinádu po dobu 15 až 30 minut.

Grilujte 4 minuty na středním ohni nebo dokud zelenina nezměkne.

Grilovaná cuketa a mango

Ingredience

2 velké cukety, podélně rozkrojené a rozpůlené

2 velká manga, podélně rozkrojená a vypeckovaná

Suroviny na dresing

6 polévkových lžic. sezamový olej

Mořská sůl, podle chuti

3 polévkové lžíce. destilovaný bílý ocet

1 C. Majonéza bez vajec

Zeleninu marinujte s vinaigrette nebo ingrediencemi na marinádu po dobu 15 až 30 minut.

Grilujte 4 minuty na středním ohni nebo dokud zelenina nezměkne.

U manga grilujte jen tak dlouho, dokud nezačnou vidět hnědé stopy.

Grilovaná baby kukuřice a zelené fazolky

Ingredience

½ šálku dětské kukuřice

1 střední ananas, nakrájený na 1/2 palcové plátky

10 zelených fazolek

2 velké červené cibule, nakrájené na ½-palcové kroužky, ale neoddělujte je na jednotlivé kroužky

Suroviny na dresing

6 polévkových lžic. olivový olej

Mořská sůl, podle chuti

3 polévkové lžíce. bílý vinný ocet

1 C. anglická hořčice

Zeleninu marinujte s vinaigrette nebo ingrediencemi na marinádu po dobu 15 až 30 minut.

Grilujte 4 minuty na středním ohni nebo dokud zelenina nezměkne.

Grilovaná artyčoková srdce a růžičková kapusta

Ingredience

½ šálku konzervovaných artyčokových srdíček

5 růžiček brokolice

10 kusů růžičková kapusta

Suroviny na dresing

6 polévkových lžic. olivový olej

Mořská sůl, podle chuti

3 polévkové lžíce. bílý vinný ocet

1 C. Majonéza bez vajec

Zeleninu marinujte s vinaigrette nebo ingrediencemi na marinádu po dobu 15 až 30 minut.

Grilujte 4 minuty na středním ohni nebo dokud zelenina nezměkne.

Pečená paprika a brokolice z růžičkové kapusty s medovou polevou

Ingredience

10 růžiček brokolice

½ šálku konzervovaných artyčokových srdíček

10 růžičková kapusta

Suroviny na dresing

6 polévkových lžic. extra panenský olivový olej

Mořská sůl, podle chuti

3 polévkové lžíce. jablečný ocet

1 polévková lžíce. můj drahý

1 C. Majonéza bez vajec

Zeleninu marinujte s vinaigrette nebo ingrediencemi na marinádu po dobu 15 až 30 minut.

Grilujte 4 minuty na středním ohni nebo dokud zelenina nezměkne.

Recept na grilované různé papriky s růžičky brokolice

Ingredience

1 zelená paprika, rozpůlená

1 žlutá paprika, rozpůlená

1 červená paprika, rozpůlená

10 růžiček brokolice

Ingredience na marinádu:

6 polévkových lžic. extra panenský olivový olej

Mořská sůl, podle chuti

3 polévkové lžíce. destilovaný bílý ocet

1 C. Dijonská hořčice

Zeleninu marinujte s vinaigrette nebo ingrediencemi na marinádu po dobu 15 až 30 minut.

Grilujte 4 minuty na středním ohni nebo dokud zelenina nezměkne.

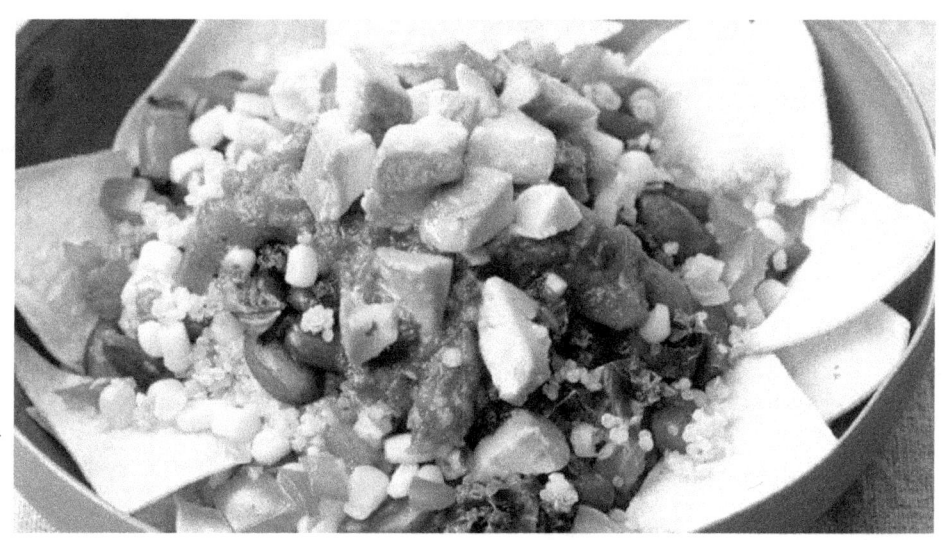

Grilovaný lilek, cuketa s různými paprikami

Ingredience

1 malý lilek, podélně rozkrojený a rozpůlený

1 malá cuketa, podélně rozkrojená a rozpůlená

1 zelená paprika, rozpůlená

1 žlutá paprika, rozpůlená

1 červená paprika, rozpůlená

Suroviny na dresing

6 polévkových lžic. sezamový olej

Mořská sůl, podle chuti

3 polévkové lžíce. destilovaný bílý ocet

1 C. Majonéza bez vajec

Zeleninu marinujte s vinaigrette nebo ingrediencemi na marinádu po dobu 15 až 30 minut.

Grilujte 4 minuty na středním ohni nebo dokud zelenina nezměkne.

Grilované portobello a červená cibule

Ingredience

1 kukuřice, podélně rozkrojená

5 žampionů Portobello, opláchnutých a okapaných

1 střední červená cibule, nakrájená na ½-palcové kroužky, ale nerozdělujte na jednotlivé kroužky

Suroviny na dresing

6 polévkových lžic. extra panenský olivový olej

Mořská sůl, podle chuti

3 polévkové lžíce. Balzámový ocet

1 C. Dijonská hořčice

Zeleninu marinujte s vinaigrette nebo ingrediencemi na marinádu po dobu 15 až 30 minut.

Grilujte 4 minuty na středním ohni nebo dokud zelenina nezměkne.

Grilovaná kukuřice a červená cibule

Ingredience

2 velké cukety, nakrájené podélně na ½-palcové plátky

2 velké červené cibule, nakrájené na ½-palcové kroužky, ale neoddělujte je na jednotlivé kroužky

1 kukuřice, podélně rozkrojená

Suroviny na dresing

6 polévkových lžic. sezamový olej

Mořská sůl, podle chuti

3 polévkové lžíce. destilovaný bílý ocet

1 C. Majonéza bez vajec

Zeleninu marinujte s vinaigrette nebo ingrediencemi na marinádu po dobu 15 až 30 minut.

Grilujte 4 minuty na středním ohni nebo dokud zelenina nezměkne.

Grilovaný květák a chřest

Ingredience

10 růžičky květáku

5 kusů růžičková kapusta

6 kusů chřestu

Suroviny na dresing

6 polévkových lžic. olivový olej

Mořská sůl, podle chuti

3 polévkové lžíce. bílý vinný ocet

1 C. anglická hořčice

Zeleninu marinujte s vinaigrette nebo ingrediencemi na marinádu po dobu 15 až 30 minut.

Grilujte 4 minuty na středním ohni nebo dokud zelenina nezměkne.

Grilovaná cuketa Portobello lilek a chřest

Ingredience

3 kusy. Portobello, opláchnuté a okapané

2 kusy lilku, podélně rozkrojené a rozpůlené

2 kusy cukety, podélně rozkrojené a rozpůlené

6 kusů chřestu

Suroviny na dresing

6 polévkových lžic. sezamový olej

Mořská sůl, podle chuti

3 polévkové lžíce. destilovaný bílý ocet

1 C. Majonéza bez vajec

Zeleninu marinujte s vinaigrette nebo ingrediencemi na marinádu po dobu 15 až 30 minut.

Grilujte 4 minuty na středním ohni nebo dokud zelenina nezměkne.

Recept na pečenou zelenou papriku, brokolici a chřest

Ingredience

2 zelené papriky, rozpůlené

5 růžičky brokolice

6 kusů chřestu

Suroviny na dresing

6 polévkových lžic. extra panenský olivový olej

Mořská sůl, podle chuti

3 polévkové lžíce. jablečný ocet

1 polévková lžíce. můj drahý

1 C. Majonéza bez vajec

Zeleninu marinujte s vinaigrette nebo ingrediencemi na marinádu po dobu 15 až 30 minut.

Grilujte 4 minuty na středním ohni nebo dokud zelenina nezměkne.

Grilované žampiony Portobello a cuketa

Ingredience

2 velké cukety, nakrájené podélně na ½-palcové plátky

2 velké červené cibule, nakrájené na ½-palcové kroužky, ale neoddělujte je na jednotlivé kroužky

2 žampiony Portobello, rozpůlené

Ingredience na marinádu:

6 polévkových lžic. extra panenský olivový olej

Mořská sůl, podle chuti

3 polévkové lžíce. destilovaný bílý ocet

1 C. Dijonská hořčice

Zeleninu marinujte s vinaigrette nebo ingrediencemi na marinádu po dobu 15 až 30 minut.

Grilujte 4 minuty na středním ohni nebo dokud zelenina nezměkne.

Grilovaný chřest, ananas a zelené fazolky

Ingredience

10 růžiček brokolice

10 kusů chřestu

1 střední ananas, nakrájený na 1/2 palcové plátky

10 zelených fazolek

Suroviny na dresing

6 polévkových lžic. sezamový olej

Mořská sůl, podle chuti

3 polévkové lžíce. destilovaný bílý ocet

1 C. Majonéza bez vajec

Zeleninu marinujte s vinaigrette nebo ingrediencemi na marinádu po dobu 15 až 30 minut.

Grilujte 4 minuty na středním ohni nebo dokud zelenina nezměkne.

Grilované zelené fazolky a lilek

Ingredience

2 velké lilky, podélně rozkrojené a rozpůlené

2 velké cukety, podélně rozkrojené a rozpůlené

10 zelených fazolek

Suroviny na dresing

6 polévkových lžic. extra panenský olivový olej

Mořská sůl, podle chuti

3 polévkové lžíce. Balzámový ocet

1 C. Dijonská hořčice

Zeleninu marinujte s vinaigrette nebo ingrediencemi na marinádu po dobu 15 až 30 minut.

Grilujte 4 minuty na středním ohni nebo dokud zelenina nezměkne.

Grilovaný chřest a brokolice

Ingredience

Kukuřice, podélně rozříznutá

5 žampionů Portobello, opláchnutých a okapaných

8 kusů chřestu

Suroviny na dresing

6 polévkových lžic. sezamový olej

Mořská sůl, podle chuti

3 polévkové lžíce. destilovaný bílý ocet

1 C. Majonéza bez vajec

Zeleninu marinujte s vinaigrette nebo ingrediencemi na marinádu po dobu 15 až 30 minut.

Grilujte 4 minuty na středním ohni nebo dokud zelenina nezměkne.

Pečený květák a růžičková kapusta

Ingredience

10 růžičky květáku

10 kusů růžičková kapusta

10 růžiček brokolice

10 kusů chřestu

Suroviny na dresing

6 polévkových lžic. olivový olej

Mořská sůl, podle chuti

3 polévkové lžíce. bílý vinný ocet

1 C. anglická hořčice

Zeleninu marinujte s vinaigrette nebo ingrediencemi na marinádu po dobu 15 až 30 minut.

Grilujte 4 minuty na středním ohni nebo dokud zelenina nezměkne.

Grilovaná brokolice a růžičky brokolice

Ingredience

2 zelené papriky, rozpůlené

5 růžičky brokolice

5 růžiček brokolice

Suroviny na dresing

6 polévkových lžic. sezamový olej

Mořská sůl, podle chuti

3 polévkové lžíce. destilovaný bílý ocet

1 C. Majonéza bez vajec

Zeleninu marinujte s vinaigrette nebo ingrediencemi na marinádu po dobu 15 až 30 minut.

Grilujte 4 minuty na středním ohni nebo dokud zelenina nezměkne.

Grilovaná cuketa červená cibule růžičky brokolice a chřest

Ingredience

2 velké cukety, nakrájené podélně na ½-palcové plátky

2 velké červené cibule, nakrájené na ½-palcové kroužky, ale neoddělujte je na jednotlivé kroužky

10 růžiček brokolice

10 kusů chřestu

Suroviny na dresing

6 polévkových lžic. extra panenský olivový olej

Mořská sůl, podle chuti

3 polévkové lžíce. jablečný ocet

1 polévková lžíce. můj drahý

1 C. Majonéza bez vajec

Zeleninu marinujte s vinaigrette nebo ingrediencemi na marinádu po dobu 15 až 30 minut.

Grilujte 4 minuty na středním ohni nebo dokud zelenina nezměkne.

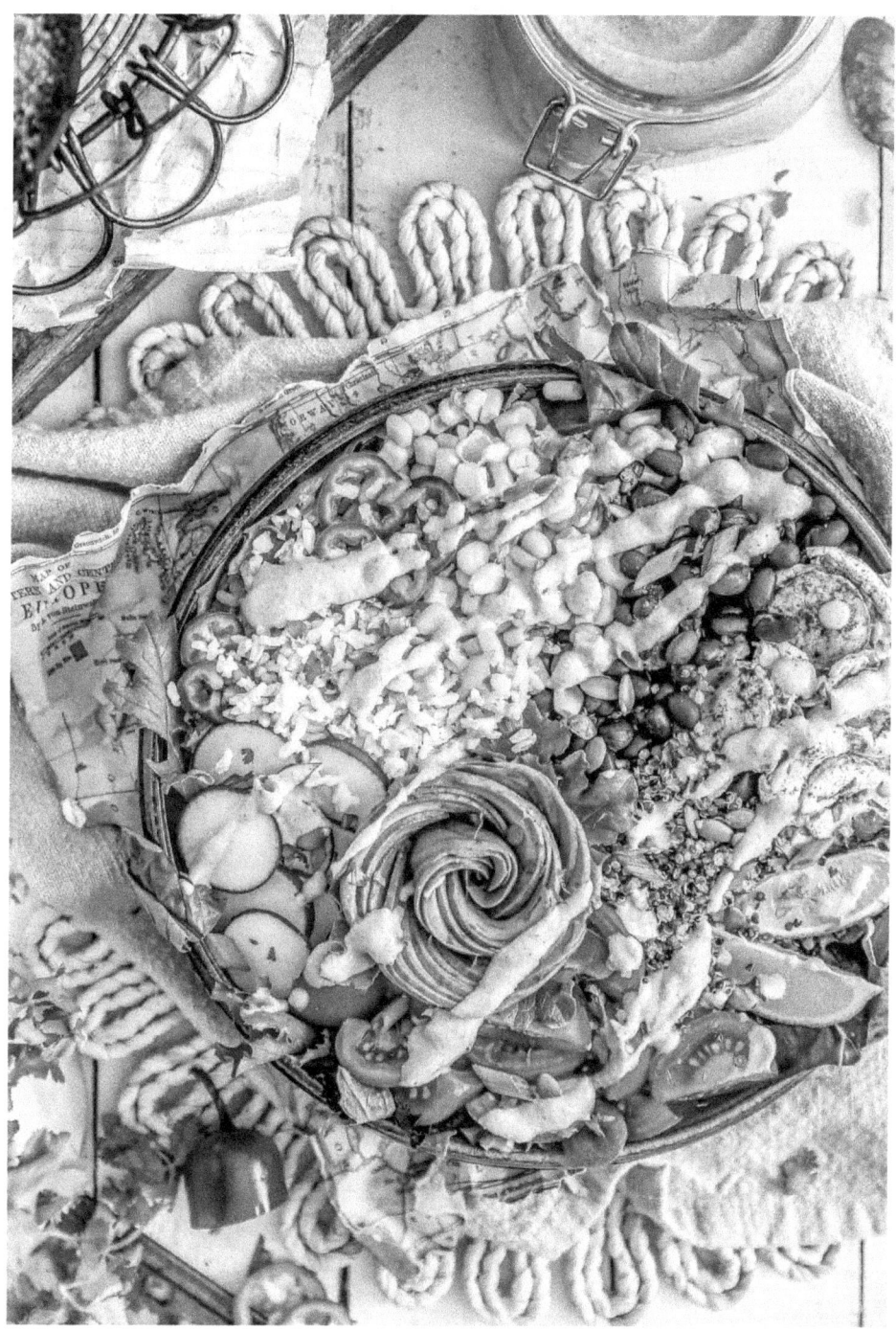

Grilované zelené fazolky, chřest, růžičky brokolice a ananas

Ingredience

10 růžiček brokolice

10 kusů chřestu

1 střední ananas, nakrájený na 1/2 palcové plátky

10 zelených fazolek

Ingredience na marinádu:

6 polévkových lžic. extra panenský olivový olej

Mořská sůl, podle chuti

3 polévkové lžíce. destilovaný bílý ocet

1 C. Dijonská hořčice

Zeleninu marinujte s vinaigrette nebo ingrediencemi na marinádu po dobu 15 až 30 minut.

Grilujte 4 minuty na středním ohni nebo dokud zelenina nezměkne.

Grilované fazole Edamame

Ingredience

10 fazolí edamame

10 růžičky květáku

10 kusů růžičková kapusta

Suroviny na dresing

6 polévkových lžic. olivový olej

Mořská sůl, podle chuti

3 polévkové lžíce. bílý vinný ocet

1 C. Majonéza bez vajec

Zeleninu marinujte s vinaigrette nebo ingrediencemi na marinádu po dobu 15 až 30 minut.

Grilujte 4 minuty na středním ohni nebo dokud zelenina nezměkne.

Grilovaná okra, cuketa a červená cibule

Ingredience

5 kusů Okra

2 velké cukety, nakrájené podélně na ½-palcové plátky

2 velké červené cibule, nakrájené na ½-palcové kroužky, ale neoddělujte je na jednotlivé kroužky

Suroviny na dresing

6 polévkových lžic. extra panenský olivový olej

Mořská sůl, podle chuti

3 polévkové lžíce. Balzámový ocet

1 C. Dijonská hořčice

Zeleninu marinujte s vinaigrette nebo ingrediencemi na marinádu po dobu 15 až 30 minut.

Grilujte 4 minuty na středním ohni nebo dokud zelenina nezměkne.

Grilovaný pastinák a cuketa

Ingredience

1 velký pastinák, podélně rozkrojený

2 velké cukety, nakrájené podélně na ½-palcové plátky

2 velké červené cibule, nakrájené na ½-palcové kroužky, ale neoddělujte je na jednotlivé kroužky

2 polévkové lžíce. extra panenský olivový olej

2 polévkové lžíce. ranch dressing mix

Zeleninu marinujte s vinaigrette nebo ingrediencemi na marinádu po dobu 15 až 30 minut.

Grilujte 4 minuty na středním ohni nebo dokud zelenina nezměkne.

Grilovaný pastinák a okra

Ingredience

1 velký pastinák, podélně rozkrojený

5 kusů Okra

2 velké lilky, podélně rozkrojené a rozpůlené

2 velké cukety, podélně rozkrojené a rozpůlené

Suroviny na dresing

6 polévkových lžic. olivový olej

Mořská sůl, podle chuti

3 polévkové lžíce. bílý vinný ocet

1 C. anglická hořčice

Zeleninu marinujte s vinaigrette nebo ingrediencemi na marinádu po dobu 15 až 30 minut.

Grilujte 4 minuty na středním ohni nebo dokud zelenina nezměkne.

Brokolice grilovaný pastinák Okra a chřest

Ingredience

5 růžičky brokolice

1 velký pastinák, podélně rozkrojený

5 kusů Okra

3 kusy. chřest

Kukuřice, podélně rozříznutá

2 houby Portobello, opláchnuté a okapané

Ingredience na marinádu:

6 polévkových lžic. extra panenský olivový olej

Mořská sůl, podle chuti

3 polévkové lžíce. destilovaný bílý ocet

1 C. Dijonská hořčice

Zeleninu marinujte s vinaigrette nebo ingrediencemi na marinádu po dobu 15 až 30 minut.

Grilujte 4 minuty na středním ohni nebo dokud zelenina nezměkne.

Grilovaný tuřín a paprika

Ingredience

1 velký tuřín, podélně rozkrojený

2 zelené papriky, rozpůlené

10 růžiček brokolice

Suroviny na dresing

6 polévkových lžic. extra panenský olivový olej

Mořská sůl, podle chuti

3 polévkové lžíce. jablečný ocet

1 polévková lžíce. můj drahý

1 C. Majonéza bez vajec

Zeleninu marinujte s vinaigrette nebo ingrediencemi na marinádu po dobu 15 až 30 minut.

Grilujte 4 minuty na středním ohni nebo dokud zelenina nezměkne.

Grilovaný květák a brokolice

Ingredience

10 růžičky květáku

10 kusů růžičková kapusta

10 růžiček brokolice

10 kusů chřestu

Suroviny na dresing

6 polévkových lžic. sezamový olej

Mořská sůl, podle chuti

3 polévkové lžíce. destilovaný bílý ocet

1 C. Majonéza bez vajec

Zeleninu marinujte s vinaigrette nebo ingrediencemi na marinádu po dobu 15 až 30 minut.

Grilujte 4 minuty na středním ohni nebo dokud zelenina nezměkne.

Grilovaný tuřín a ananas

Ingredience

1 velký tuřín, podélně rozkrojený

1 střední ananas, nakrájený na 1/2 palcové plátky

10 zelených fazolek

Suroviny na dresing

6 polévkových lžic. sezamový olej

Mořská sůl, podle chuti

3 polévkové lžíce. destilovaný bílý ocet

1 C. Majonéza bez vajec

Zeleninu marinujte s vinaigrette nebo ingrediencemi na marinádu po dobu 15 až 30 minut.

Grilujte 4 minuty na středním ohni nebo dokud zelenina nezměkne.

Grilovaný pastinák a cuketa

Ingredience

1 velký pastinák, podélně rozkrojený

2 velké cukety, nakrájené podélně na ½-palcové plátky

2 velké červené cibule, nakrájené na ½-palcové kroužky, ale neoddělujte je na jednotlivé kroužky

Suroviny na dresing

6 polévkových lžic. olivový olej

Mořská sůl, podle chuti

3 polévkové lžíce. bílý vinný ocet

1 C. Majonéza bez vajec

Zeleninu marinujte s vinaigrette nebo ingrediencemi na marinádu po dobu 15 až 30 minut.

Grilujte 4 minuty na středním ohni nebo dokud zelenina nezměkne.

Grilovaná tuřín červená cibule a pastinák

Ingredience

1 velký tuřín, podélně rozkrojený

1 velký pastinák, podélně rozkrojený

1 velká cuketa, nakrájená podélně na ½-palcové plátky

2 malé červené cibule, nakrájené na ½-palcové kroužky, ale neoddělujte je na jednotlivé kroužky

Suroviny na dresing

6 polévkových lžic. extra panenský olivový olej

Mořská sůl, podle chuti

3 polévkové lžíce. Balzámový ocet

1 C. Dijonská hořčice

Zeleninu marinujte s vinaigrette nebo ingrediencemi na marinádu po dobu 15 až 30 minut.

Grilujte 4 minuty na středním ohni nebo dokud zelenina nezměkne.

Grilovaná mrkev, pastinák a brokolice

Ingredience

1 velká mrkev, podélně rozkrojená

1 velký pastinák, podélně rozkrojený

10 růžiček brokolice

10 kusů chřestu

10 zelených fazolek

Suroviny na dresing

6 polévkových lžic. olivový olej

Mořská sůl, podle chuti

3 polévkové lžíce. bílý vinný ocet

1 C. anglická hořčice

Zeleninu marinujte s vinaigrette nebo ingrediencemi na marinádu po dobu 15 až 30 minut.

Grilujte 4 minuty na středním ohni nebo dokud zelenina nezměkne.

Grilovaný růžičky brokolice a chřestu

Ingredience

10 růžiček brokolice

10 kusů chřestu

Kukuřice, podélně rozříznutá

5 žampionů Portobello, opláchnutých a okapaných

Ingredience na marinádu:

6 polévkových lžic. extra panenský olivový olej

Mořská sůl, podle chuti

3 polévkové lžíce. destilovaný bílý ocet

1 C. Dijonská hořčice

Zeleninu marinujte s vinaigrette nebo ingrediencemi na marinádu po dobu 15 až 30 minut.

Grilujte 4 minuty na středním ohni nebo dokud zelenina nezměkne.

Grilovaný květák a baby kukuřice

Ingredience

10 růžičky květáku

½ šálku konzervované dětské kukuřice

10 kusů růžičková kapusta

Suroviny na dresing

6 polévkových lžic. extra panenský olivový olej

Mořská sůl, podle chuti

3 polévkové lžíce. jablečný ocet

1 polévková lžíce. můj drahý

1 C. Majonéza bez vajec

Zeleninu marinujte s vinaigrette nebo ingrediencemi na marinádu po dobu 15 až 30 minut.

Grilujte 4 minuty na středním ohni nebo dokud zelenina nezměkne.

Grilovaná artyčoková srdce a růžičky brokolice

Ingredience

½ šálku konzervovaných artyčokových srdíček

10 růžiček brokolice

Suroviny na dresing

6 polévkových lžic. sezamový olej

Mořská sůl, podle chuti

3 polévkové lžíce. destilovaný bílý ocet

1 C. Majonéza bez vajec

Zeleninu marinujte s vinaigrette nebo ingrediencemi na marinádu po dobu 15 až 30 minut.

Grilujte 4 minuty na středním ohni nebo dokud zelenina nezměkne.

Baby mrkev a grilovaný lilek

Ingredience

5 kusů malé mrkve

2 velké lilky, podélně rozkrojené a rozpůlené

2 velké cukety, podélně rozkrojené a rozpůlené

Suroviny na dresing

6 polévkových lžic. sezamový olej

Mořská sůl, podle chuti

3 polévkové lžíce. destilovaný bílý ocet

1 C. Majonéza bez vajec

Zeleninu marinujte s vinaigrette nebo ingrediencemi na marinádu po dobu 15 až 30 minut.

Grilujte 4 minuty na středním ohni nebo dokud zelenina nezměkne.

Grilovaná baby mrkev a cuketa

Ingredience

7 kusů malých mrkví

2 velké cukety, nakrájené podélně na ½-palcové plátky

2 velké červené cibule, nakrájené na ½-palcové kroužky, ale neoddělujte je na jednotlivé kroužky

Suroviny na dresing

6 polévkových lžic. olivový olej

Mořská sůl, podle chuti

3 polévkové lžíce. bílý vinný ocet

1 C. Majonéza bez vajec

Zeleninu marinujte s vinaigrette nebo ingrediencemi na marinádu po dobu 15 až 30 minut.

Grilujte 4 minuty na středním ohni nebo dokud zelenina nezměkne.

Grilovaná kukuřice, baby kukuřice a chřest

Ingredience

10 dětských kuří oka

10 kusů chřestu

Kukuřice, podélně rozříznutá

Suroviny na dresing

6 polévkových lžic. extra panenský olivový olej

Mořská sůl, podle chuti

3 polévkové lžíce. Balzámový ocet

1 C. Dijonská hořčice

Zeleninu marinujte s vinaigrette nebo ingrediencemi na marinádu po dobu 15 až 30 minut.

Grilujte 4 minuty na středním ohni nebo dokud zelenina nezměkne.

Baby grilovaná mrkev a artyčoková srdce

Ingredience

1 šálek konzervovaných artyčokových srdíček

2 velké cukety, nakrájené podélně na ½-palcové plátky

8 malých mrkví

Suroviny na dresing

6 polévkových lžic. olivový olej

Mořská sůl, podle chuti

3 polévkové lžíce. bílý vinný ocet

1 C. anglická hořčice

Zeleninu marinujte s vinaigrette nebo ingrediencemi na marinádu po dobu 15 až 30 minut.

Grilujte 4 minuty na středním ohni nebo dokud zelenina nezměkne.

Zelené fazolky s ananasem a grilovanými artyčokovými srdíčky

Ingredience

1 střední ananas, nakrájený na 1/2 palcové plátky

10 zelených fazolek

1 šálek konzervovaných artyčokových srdíček

Ingredience na marinádu:

6 polévkových lžic. extra panenský olivový olej

Mořská sůl, podle chuti

3 polévkové lžíce. destilovaný bílý ocet

1 C. Dijonská hořčice

Zeleninu marinujte s vinaigrette nebo ingrediencemi na marinádu po dobu 15 až 30 minut.

Grilujte 4 minuty na středním ohni nebo dokud zelenina nezměkne.

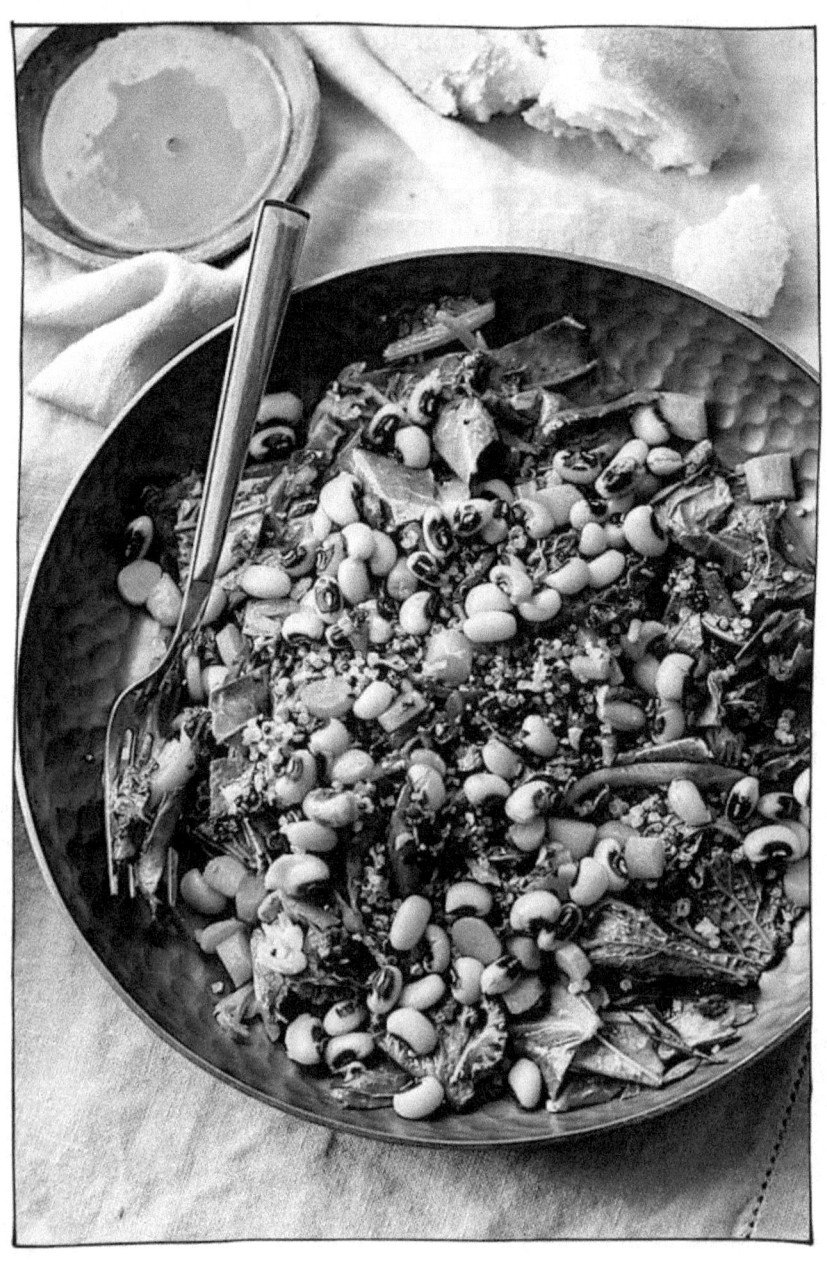

Brokolice a grilovaná baby mrkev

Ingredience

10 růžiček brokolice

10 kusů baby mrkve

2 velké cukety, nakrájené podélně na ½-palcové plátky

2 velké červené cibule, nakrájené na ½-palcové kroužky, ale neoddělujte je na jednotlivé kroužky

Suroviny na dresing

6 polévkových lžic. olivový olej

Mořská sůl, podle chuti

3 polévkové lžíce. bílý vinný ocet

1 C. Majonéza bez vajec

Zeleninu marinujte s vinaigrette nebo ingrediencemi na marinádu po dobu 15 až 30 minut.

Grilujte 4 minuty na středním ohni nebo dokud zelenina nezměkne.

Jednoduché růžičky grilované kukuřice a květáku

Ingredience

10ks Baby kukuřice

10 růžičky květáku

10 kusů růžičková kapusta

Suroviny na dresing

6 polévkových lžic. extra panenský olivový olej

Mořská sůl, podle chuti

3 polévkové lžíce. jablečný ocet

1 polévková lžíce. můj drahý

1 C. Majonéza bez vajec

Zeleninu marinujte s vinaigrette nebo ingrediencemi na marinádu po dobu 15 až 30 minut.

Grilujte 4 minuty na středním ohni nebo dokud zelenina nezměkne.

Baby mrkev a grilovaná paprika

Ingredience

8 malých mrkví

2 zelené papriky, rozpůlené

10 růžiček brokolice

Suroviny na dresing

6 polévkových lžic. sezamový olej

Mořská sůl, podle chuti

3 polévkové lžíce. destilovaný bílý ocet

1 C. Majonéza bez vajec

Zeleninu marinujte s vinaigrette nebo ingrediencemi na marinádu po dobu 15 až 30 minut.

Grilujte 4 minuty na středním ohni nebo dokud zelenina nezměkne.

Mini grilovaná kukuřice, artyčoková srdíčka a lilek

Ingredience

½ šálku konzervované dětské kukuřice

½ šálku konzervovaných artyčokových srdíček

2 velké lilky, podélně rozkrojené a rozpůlené

Suroviny na dresing

6 polévkových lžic. olivový olej

Mořská sůl, podle chuti

3 polévkové lžíce. bílý vinný ocet

1 C. Majonéza bez vajec

Zeleninu marinujte s vinaigrette nebo ingrediencemi na marinádu po dobu 15 až 30 minut.

Grilujte 4 minuty na středním ohni nebo dokud zelenina nezměkne.

Baby grilovaná mrkev a červená cibule

Ingredience

½ šálku baby mrkve

2 velké cukety, nakrájené podélně na ½-palcové plátky

2 velké červené cibule, nakrájené na ½-palcové kroužky, ale neoddělujte je na jednotlivé kroužky

Suroviny na dresing

6 polévkových lžic. extra panenský olivový olej

Mořská sůl, podle chuti

3 polévkové lžíce. Balzámový ocet

1 C. Dijonská hořčice

Zeleninu marinujte s vinaigrette nebo ingrediencemi na marinádu po dobu 15 až 30 minut.

Grilujte 4 minuty na středním ohni nebo dokud zelenina nezměkne.

Grilovaná brokolice, chřest a žampiony portobello

Ingredience

10 růžiček brokolice

10 kusů chřestu

Kukuřice, podélně rozříznutá

5 žampionů Portobello, opláchnutých a okapaných

Suroviny na dresing

6 polévkových lžic. sezamový olej

Mořská sůl, podle chuti

3 polévkové lžíce. destilovaný bílý ocet

1 C. Majonéza bez vajec

Zeleninu marinujte s vinaigrette nebo ingrediencemi na marinádu po dobu 15 až 30 minut.

Grilujte 4 minuty na středním ohni nebo dokud zelenina nezměkne.

Grilovaná artyčoková srdce

Ingredience

1 šálek konzervovaných artyčokových srdíček

2 velké červené cibule, nakrájené na ½-palcové kroužky, ale neoddělujte je na jednotlivé kroužky

Suroviny na dresing

6 polévkových lžic. olivový olej

Mořská sůl, podle chuti

3 polévkové lžíce. bílý vinný ocet

1 C. anglická hořčice

Zeleninu marinujte s vinaigrette nebo ingrediencemi na marinádu po dobu 15 až 30 minut.

Grilujte 4 minuty na středním ohni nebo dokud zelenina nezměkne.

Grilovaná baby mrkev a houby

Ingredience

10 kusů baby mrkve

1 šálek konzervovaných žampionů

Suroviny na dresing

6 polévkových lžic. olivový olej

Mořská sůl, podle chuti

3 polévkové lžíce. bílý vinný ocet

1 C. Majonéza bez vajec

Zeleninu marinujte s vinaigrette nebo ingrediencemi na marinádu po dobu 15 až 30 minut.

Grilujte 4 minuty na středním ohni nebo dokud zelenina nezměkne.

Grilovaná artyčoková srdce a chřest

Ingredience

½ šálku konzervovaných artyčokových srdíček

10 růžiček brokolice

10 kusů chřestu

Suroviny na dresing

6 polévkových lžic. extra panenský olivový olej

Mořská sůl, podle chuti

3 polévkové lžíce. jablečný ocet

1 polévková lžíce. můj drahý

1 C. Majonéza bez vajec

Zeleninu marinujte s vinaigrette nebo ingrediencemi na marinádu po dobu 15 až 30 minut.

Grilujte 4 minuty na středním ohni nebo dokud zelenina nezměkne.

Grilovaná cuketa

Ingredience

2 velké cukety, nakrájené podélně na ½-palcové plátky

Suroviny na dresing

6 polévkových lžic. olivový olej

Mořská sůl, podle chuti

3 polévkové lžíce. bílý vinný ocet

1 C. Majonéza bez vajec

Zeleninu marinujte s vinaigrette nebo ingrediencemi na marinádu po dobu 15 až 30 minut.

Grilujte 4 minuty na středním ohni nebo dokud zelenina nezměkne.

Grilovaný lilek s balzamikovou polevou

Ingredience

2 velké lilky, podélně rozkrojené a rozpůlené

Suroviny na dresing

6 polévkových lžic. extra panenský olivový olej

Mořská sůl, podle chuti

3 polévkové lžíce. Balzámový ocet

1 C. Dijonská hořčice

Zeleninu marinujte s vinaigrette nebo ingrediencemi na marinádu po dobu 15 až 30 minut.

Grilujte 4 minuty na středním ohni nebo dokud zelenina nezměkne.

Grilovaný římský salát a rajčata

Ingredience

10 růžiček brokolice

10 kusů růžičková kapusta

10 kusů chřestu

1 svazek listů římského salátu

2 střední mrkve, podélně rozkrojené a rozpůlené

4 velká rajčata, nakrájená na silné plátky

Ingredience na dresink:

6 polévkových lžic. extra panenský olivový olej

1 C. cibulový prášek

Mořská sůl, podle chuti

3 polévkové lžíce. destilovaný bílý ocet

1 C. Dijonská hořčice

Všechny ingredience na zálivku dobře promícháme.

Předehřejte gril na nízkou teplotu a namažte rošty.

Zeleninu vrstvěte na grilu na 12 minut z každé strany, dokud nezměkne, jednou otočte.

Potřete přísadami na marinádu/zálivku

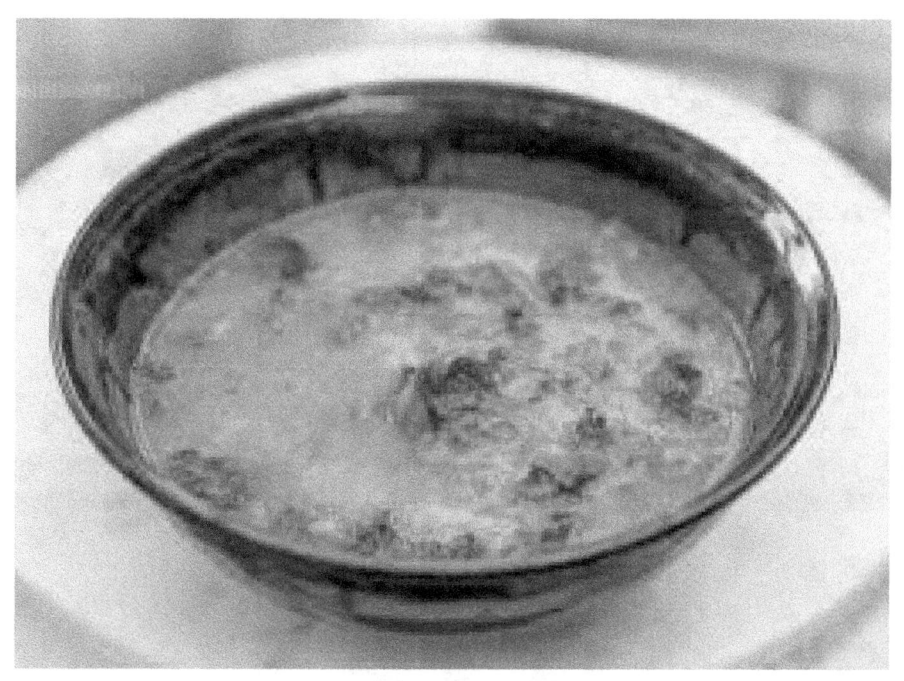

www.ingramcontent.com/pod-product-compliance
Lightning Source LLC
Chambersburg PA
CBHW070424120526
44590CB00014B/1520